Docteur A. MICHAUD

MÉDECIN DE LA MARINE

ANCIEN AIDE D'ANATOMIE A LA FACULTÉ
ET MÉDECINE DE BORDEAUX *(délégué)*

MEMBRE DE LA SOCIÉTÉ ANATOMO-CLINIQUE
DE BORDEAUX

Concours de Chirurgie de la Ville de Bordeaux
(Mention honorable)

•••

Les Fistules rénales

transpéritonéales

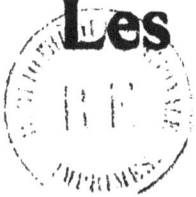

BORDEAUX

IMPRIMERIE DE L'UNIVERSITÉ

17, rue Poquelin-Molière

—

1912

Docteur A. MICHAUD

MÉDECIN DE LA MARINE

ANCIEN AIDE D'ANATOMIE A LA FACULTÉ
DE MÉDECINE DE BORDEAUX *(délégué)*

MEMBRE DE LA SOCIÉTÉ ANATOMO-CLINIQUE
DE BORDEAUX

Concours de Chirurgie de la Ville de Bordeaux
(Mention honorable)

Les Fistules rénales

transpéritonéales

BORDEAUX

IMPRIMERIE DE L'UNIVERSITÉ

17, rue Poquelin-Molière

1912

DU MÊME AUTEUR :

En collaboration avec le Professeur agrégé AUBARET :

1° **Sur un cas de rein en fer à cheval** *Bulletin de la Société d'anatomie et de physiologie de Bordeaux*, année 1910, tome XXI, page 179.

2° **Anévrysme du tronc brachio-céphalique avec distension anévrysmale de la crosse de l'aorte et ptose viscérale totale** *Ibid.*, page 190.

3° **Tumeur de l'ethmoïde** *Ibid.*, page 216.

4° **Septième côte cervicale** *Ibid.*, page 217.

En collaboration avec le Docteur FLÈCHE, médecin de la Marine :

5° **Sur un muscle adducteur surnuméraire du cinquième doigt** *Ibid.*, page 370.

A MON PÈRE

Toute mon affection est insuffisante aujourd'hui pour te remercier de m'avoir fait ce que je suis. Mieux que par des paroles, tu m'as prêché d'exemple, pensant que les actes valent mieux. Un exemple me reste à suivre, et sera le but de mon existence :

« Servir comme tu as servi ».

A MA MÈRE

A MES SŒURS ET A MES BEAUX-FRÈRES

A mon oncle,

MONSIEUR LE DOCTEUR MERCIER

Médecin en chef de la Marine en retraite.

A MES CHEFS

A MES MAITRES

DE LA FACULTÉ DE MÉDECINE ET DE LA MARINE

A Monsieur le Docteur AUBARET

Professeur agrégé à la Faculté de Médecine et de Pharmacie de Bordeaux
Chef des travaux anatomiques,
Officier d'Académie.

Cher Maître,

Des deux ans que j'ai passés près de vous dans votre laboratoire, j'emporte le souvenir le plus durable. J'ai passé ainsi des heures charmantes où j'ai appris à vos côtés à travailler pour moi. Soyez assuré de toute ma reconnaissance pour la bienveillance que vous m'avez toujours témoignée.

A mon Président de Thèse,

Monsieur le Docteur POUSSON

Professeur de clinique des maladies des voies urinaires à la Faculté de Médecine de Bordeaux,
Chirurgien des Hôpitaux,
Membre correspondant de la Société de Chirurgie de Paris,
Chevalier de la Légion d'honneur,
Officier de l'Instruction publique.

Cher Maître,

Vous avez bien voulu accepter la présidence de ce modeste travail. Permettez-moi de vous en témoigner ici toute ma gratitude et agréez l'hommage de ma profonde reconnaissance.

Inscrire le nom de nos maîtres au début de ce modeste travail, leur exprimer, d'une façon durable, toute la gratitude de ce qu'ils ont fait pour nous, serait chose bien douce au début de notre carrière, si ce plaisir n'était pas un peu amoindri par la peur que nous n'inscrivions ainsi leur nom à un pilori.

Ils nous ont fait ce que nous sommes certes, mais est-ce bien sûr qu'ils puissent en retirer quelque fierté! Nos efforts ont-ils répondu à leur attente et ne devrions-nous pas plutôt taire leur nom! L'avenir nous le dira. S'ils ont semé sur un terrain inculte et s'ils ne voient germer que l'ivraie, ils auront en tout cas fait tout leur possible, et c'est de cela que nous voulons les remercier.

A nos premiers maîtres de la Marine, des hôpitaux de Brest et de Lorient nous adressons nos premiers hommages. Que le docteur Pfihl ne nous en veuille pas trop de lui faire l'honneur d'être le premier sur cette liste. Il voulut bien nous garder six mois dans son service, et grâce à son affabilité et à sa science, ces mois, où il nous mit en contact direct avec le blessé, ont fait naître en nous ce grand amour de la chirurgie que notre oncle, le docteur Mercier, dans son service de l'hôpital de Lorient, a encouragé si bienveillamment.

Arrivé à Bordeaux, toutes nos visites, tous nos instants libres, ont été pour les salles de chirurgie, c'est dire quel accueil bienveillant nous avons trouvé auprès des professeurs Demons, Villar, Bégouin. De notre séjour dans le service du professeur Demons, nous emportons le souvenir du maître que l'élève admire et dans le sillage duquel il veut marcher. Plus que sa science clinique nous admirons son merveilleux sang-froid qui, dans les circonstances les plus délicates, le sert si parfaitement.

Cet amour du couteau devait nous pousser vers les laboratoi-

res d'anatomie et de médecine opératoire. Pendant nos deux
dernières années d'études, M. le professeur Gentes, hélas ! tenu
pour nous beaucoup trop éloigné de son laboratoire par sa
santé, a bien voulu nous laisser la jouissance complète de tout
un matériel de premier ordre, qui nous permit de nous familia-
riser avec toute une instrumentation parfaite et de manipula-
tion compliquée. Nous l'en remercions avec gratitude, et ces
remerciements nous les devons aussi au professeur Aubaret, qui
fut si aimable et accueillant pour nous.

Pendant le semestre d'été, M. le professeur Bégouin nous ayant
confié la tâche si difficile de le seconder aux travaux pratiques
de médecine opératoire, qu'il nous permette de nous excuser si
nous n'avons pas toujours répondu à ses désirs. La tâche était
lourde et malaisée.

Nous terminons cette longue liste en assurant nos camarades
et amis de laboratoire, Bonnefon, Landreau et Kervrann, de
notre plus profonde et durable sympathie.

LES

FISTULES RÉNALES TRANSPÉRITONÉALES

INTRODUCTION

M. le professeur agrégé Bégouin nous ayant un jour entretenu d'un cas de fistule rénale péri-ombilicale de son service de l'hôpital Saint-André et nous ayant vivement intéressé en insistant sur la rareté de ces fistules, nous proposa de faire l'étude de ces cas chirurgicaux. C'est donc à lui que nous devons d'avoir modestement traité dans cette thèse, et peut-être bien imparfaitement, ce sujet qu'il voulut bien confier à des mains fort inhabiles. Qu'il nous soit permis ici de le remercier une fois de plus du bienveillant intérêt qu'il nous a porté sans cesse pendant nos années d'étude.

Tous nos efforts pour retrouver, dans la littérature médicale, la relation de ces cas intéressants n'ont pas été abondamment couronnés de succès et s'il faut admettre, comme nous le verrons plus loin, que ces fistules sont, la plupart du temps, l'aboutissant d'interventions opératoires incomplètes, parce que diagnostic trop incomplètement fait, nous en concluerons que tous les opérateurs, qui se sont trouvés acculés à des cas analogues, n'ont peut-être pas cru intéressant de raconter leurs déboires et se sont contentés de courir au plus pressé et de traiter la fistule, trouvant que le résultat de la première intervention ne valait pas l'honneur d'une publication. Il nous semble, en effet, que le cas ne doit pas être aussi rare que l'établit le petit nombre d'observations publiées. Depuis l'établissement de l'aire chirurgicale, il est, en effet, fort probable que les hydr néphroses prises pour des kystes hydatiques et traitées par la marsupialisation, doivent dépasser en nombre les quelques observations que nous avons rencontrées.

Quoi qu'il en soit, nous basant sur des faits rares mais certains, nous n'avons pas hésité à traiter ce sujet, et on nous pardonnera si, par moments, nous nous sentons entraîné à des réflexions un peu éloignées de celles que doivent nous suggérer nos observations.

. Après avoir, dans un premier chapitre, rappelé les connaissances anatomiques qui nous permettront d'étudier les voies d'accès de ces fistules rénales à la paroi antérieure et la voie à suivre dans les interventions curatives, nous verrons comment peuvent se constituer ces fistules en en faisant l'étiologie.

Dans le chapitre suivant, nous verrons quels sont les symptômes qui permettent d'établir le diagnostic certain de ces fistules avec les quelques observations que nous inspireront les erreurs de diagnostic antérieures.

Le chapitre IV réunira les quelques observations que nous avons pu rencontrer.

Dans le chapitre V, nous envisagerons les indications opératoires dans les principaux cas de fistules et les procédés opératoires employés par les opérateurs.

Enfin, dans le chapitre VI, nous résumerons en quelques mots le résultat de notre travail.

CHAPITRE PREMIER

Anatomie de la région.

Avant d'entrer de plein pied dans l'étude des fistules du rein à la paroi antérieure, dont nous avons fait le sujet de cette étude, il semble absolument indispensable de rappeler rapidement la constitution anatomique normale de la région rénale, tout au moins dans ses connexions avec la région abdominale antérieure. Ainsi nous pourrons mieux saisir dans la suite l'étiologie de fistules étudiées.

Les deux reins sont des organes à peu près identiques de poids, de mesure et de rapport, tout au moins avec les fosses lombaires, auxquelles ils sont en quelque sorte suspendus. Mesurant en moyenne 12 centimètres de hauteur, les reins peuvent présenter des variations de longueur assez considérables et on a ainsi les reins « courts et globuleux » ou les reins « longs »; le rein restant sous ces différentes formes parfaitement sain. Sa largeur moyenne est de 6 centimètres, son épaisseur de 3 centimètres.

Les fosses lombaires où le rein se trouve logé sont limitées par un pourtour osseux et musculaire. En haut, on trouve les 11e et 12e côtes, en dedans les vertèbres lombaires, en bas, la partie postérieure de la crête iliaque, les ailerons du sacrum renforcés des ligaments ilio-lombaires.

Ces régions sont comblées par les muscles psoas et carré des lombes. Relevée et proéminent en avant dans sa partie interne, chaque fosse lombaire est plane avec une légère tendance à former une concavité regardant en avant dans sa partie externe.

Appliqué tout contre la partie interne de cette fosse, le rein en suit l'inclinaison et ainsi, au lieu d'être situé dans un plan transversal, est situé suivant un plan oblique incliné d'avant en arrière et de dedans en dehors, sous un angle de 45° environ avec le plan transversal du corps; d'où il résulte que la face antérieure du rein n'est pas nettement antérieure, mais est antéro-externe, regardant autant en dehors qu'en avant.

Le tissu propre du rein n'est pas en rapport direct avec la paroi abdominale et les autres organes. Il en est en effet séparé par une capsule propre très importante dans les différentes interventions sur le rein, et par une sorte de gangue cellulo-graisseuse, dans laquelle le rein se trouve suspendu; tous les chocs brusques reçus par le corps étant amortis par cette excellente suspension.

Enveloppé des fascia péri-rénaux et du péritoine à sa partie antérieure, le rein est maintenu par ceux-ci contre la fosse lombaire. Outre ce moyen de fixation, nous voyons le rein suspendu à son pédicule vasculaire, maintenu encore par l'uretère, immédiatement fixé contre la colonne lombaire, par le péritoine qui l'enserre étroitement.

Ces considérations sur le rein étant rapidement rappelées, il faut, pour ne pas sortir complètement de notre sujet, voir les rapports du rein avec la paroi et les différents organes abdominaux. Énumérés très vite pour la paroi postérieure, nous rappellerons plus en détail les rapports avec la paroi antérieure et les organes abdominaux des régions supérieures et inférieures. Pour le diagnostic de certaines lésions du rein, nous aurons besoin, en effet, de connaître les différentes voies que le rein peut suivre dans un déplacement pathologique, les différentes situations qu'il peut occuper, simulant ainsi des tumeurs des organes abdominaux.

Situation du rein par rapport au squelette. — Plus rapproché du rachis au pôle supérieur qu'à l'inférieur, l'écart qui n'est que de 2 centimètres et demi à la partie supérieure est de 4 centimètres au pôle inférieur. Le bord externe a une obliquité parallèle au bord interne, d'où un écart de 8 centimètres en haut et de 9 centimètres et demi en bas.

Le plan vertébral du pôle supérieur coupe la 11e dorsale à la partie moyenne, le plan inférieur tombe sur le bord inférieur de l'apophyse transverse de la 3e vertèbre lombaire (5 cent. environ au-dessus de la crête iliaque).

Le hile est en regard de la 2e vertèbre lombaire.

Physiologiquement, le rein droit occupe une situation plus basse que le rein gauche. Les différences de hauteur sont extrêmement variables et parfois considérables. Ces variations seraient le plus fréquemment de 1 à 2 centimètres.

En arrière, le rein est encore en rapport avec les 11e et 12e côtes. Affleurant insensiblement la 11e côte, il est masqué à son tiers moyen par la 12e côte. Mais il ne faut pas oublier que la 12e côte présente des anomalies assez considérables. Elle peut, très longue, croiser entièrement le rein; très courte, être peu perceptible; enfin elle peut faire défaut.

En bas, le rein qui, à sa partie moyenne, est entré en contact en dedans avec les 1re, 2e et 3e apophyses transverses lombaires, peut se rapprocher ou même affleurer la crête iliaque.

Rapports du rein avec les parties molles. — Nous ne citerons donc que pour mémoire les rapports postérieurs du rein. Fait extrêmement important, le rein étant rétropéritonéal, n'est pas recouvert en arrière par cette séreuse, c'est ce qui aujourd'hui fait préférer dans la plupart des interventions sur cet organe la voie lombaire, car ainsi on évite plus sûrement les complications immédiates de toute intervention intra ou transpéritonéale (difficultés plus grandes de l'intervention, shock opératoire, péritonites septiques, etc.).

Par le tiers interne de sa face postérieure, le rein est en rapport immédiat avec le psoas et dans l'intervalle de ses insertions avec les apophyses transverses des trois premières vertèbres lombaires. Dans sa partie externe, il est en contact par l'intermédiaire de son atmosphère cellulo-graisseuse, très épaisse à ce niveau, avec le carré des lombes.

Plus superficiellement, cette première couche musculaire est

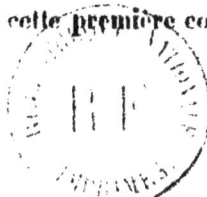

séparée de la peau, en dedans par les muscles de la masse lombaire, en dehors par le bord inférieur du petit dentelé inférieur et le grand dorsal dans sa partie la plus postérieure.

Une lame fibreuse épaisse, le fascia de Zuckerkandl, sépare le rein de ces plans musculaires.

Signalons enfin que le 12ᵉ nerf intercostal et les deux premières paires lombaires croisent le rein très obliquement sur cette face postérieure.

Tout à sa partie supérieure, les rapports du rein avec les plèvres et le diaphragme sont très importants, mais le sinus pleural variant énormément avec les variations morphologiques de la 12ᵉ côte, l'établissement d'un rapport fixe n'est pas constant.

Partant de 15 millimètres au-dessous de l'articulation de la 12ᵉ côte, le bord inférieur de la plèvre l'atteint à 11 ou 12 centimètres de la colonne vertébrale.

La face antérieure du rein présente des rapports extrêmement importants avec le péritoine qui s'interpose entre elle et tous les organes voisins.

A gauche, les deux tiers inférieurs seuls du rein sont recouverts par le péritoine, se continuant en haut avec le feuillet inférieur du mésocôlon transverse. Sur le bord externe, le péritoine se continue avec le feuillet droit du mésocôlon descendant, enfin en dedans il se continue avec le péritoine, tapissant la face gauche de l'anse duodéno-jéjunal.

A droite, le rein n'est directement recouvert par le péritoine qu'à la partie moyenne de sa face antérieure.

A sa partie supérieure, le péritoine rénal se continue en formant le ligament hépato-rénal de Faure. A gauche, avec l'hiatus de Winslow, et en haut et au-dessous avec le péritoine de la deuxième portion du duodénum.

Enfin, en dehors, au péritoine rénal fait suite le péritoine pariétal et le feuillet supérieur du mésocôlon transverse.

Le péritoine ne s'applique pas directement sur le rein à droite et à gauche ; il en est, en effet, séparé par deux fascia de revêtement : le fascia péri-rénal, et le fascia de Toldt.

Les rapports du rein avec les organes voisins sont les suivants :

Rein gauche. — En haut et en dehors, le rein entre en contact avec la portion inférieure du bord postérieur de la rate qui pèse ainsi de tout son poids sur cet organe. Plus en dedans et en avant avec la queue du pancréas et le ligament pancréatico-splénique.

Ce rapport très important et parfois très intime expliquera l'erreur de diagnostic de l'observation Durand.

La face antérieure du rein n'est séparée à la partie supérieure de l'estomac que par l'arrière cavité des épiploons. Au tiers inférieur l'angle splénique du côlon, supporté par le ligament phrénocolique, entre en contact avec le rein. En dedans, dans la concavité du rein, se loge la 4ᵐᵉ portion du duodénum et l'angle duodéno-jéjunal.

Comme vaisseaux importants, nous rencontrons l'arc vasculaire de Treitz. Rappelons enfin les rapports plus éloignés du rein avec les anses intestinales.

Rein droit. — Le rein droit frappe son empreinte sur la face inférieure du foie, formant la fossette rénale de His. Plus bas, l'angle hépatique du côlon et le duodénum.

Albarran fait remarquer que l'angle hépatique du côlon est fixé assez intimement au rein pour que celui-ci, augmenté de volume soit par une tumeur, soit par une collection liquide, entraîne le côlon avec lui vers la paroi abdominale antérieure, d'où sonorité dans le cas de tumeur rénale. Souvent l'angle hépatique du côlon est relié au foie par un ligament hépato-colique.

Le rein droit est en rapport à sa partie la plus interne avec la portion descendante du duodénum débordée parfois par la tête du pancréas qui ainsi peut venir s'appuyer contre le rein.

En avant du rein nous avons aussi le pédicule hépatique et particulièrement le canal cholédoque, qui croise la portion supérieure du bord interne du rein.

La veine cave affecte avec le rein des rapports variables suivant la hauteur à laquelle on la considère. Plus éloigné en bas, le rein est distant de l'aorte de 3 centimètres et demi, tandis qu'à son pôle supérieur il s'en rapproche jusqu'à 2 centimètres et demi. Or la veine doit se loger entre le bord interne du rein et l'aorte. Si elle le fait facilement en bas, la chose n'est plus possible en haut, et l'aorte et le rein sont débordés par elle en avant.

Sur le *bord interne* du rein, nous trouvons le hile de l'organe, très important, puisqu'à lui seul il loge les vaisseaux et nerfs du rein, ainsi que les tubes excréteurs. Ce hile est une vaste poche beaucoup plus considérable qu'on ne le croit généralement. Entre les organes qui y aboutissent ou s'en échappent, nous trouvons une quantité fort abondante de graisse.

Le bord externe confine au diaphragme, 11ᵉ et 12ᵉ côtes, 12ᵉ espace intercostal, le muscle carré des lombes et l'aponévrose du transverse. A droite, tout en haut, le foie ; à gauche, le côlon descendant.

Tels sont les rapports immédiats du rein avec les parties molles les plus rapprochées.

Il nous reste à étudier les rapports du rein avec la paroi abdominale antérieure et les organes splanchniques, car c'est la connaissance approfondie de cette région qui nous permettra de nous rendre compte des déplacements pathologiques que peut effectuer un rein, ou des voies que peuvent emprunter les différentes tumeurs pour venir au contact de la paroi abdominale antérieure et en imposer ainsi pour des tumeurs des viscères antérieurs de l'abdomen. Enfin, nous nous rendrons plus facilement compte ainsi de la voie à suivre dans les interventions sur les fistules urinaires transpéritonéales et des difficultés que peut présenter une intervention faite par cette voie sur des organes qu'une longue inflammation aura rendus plus ou moins solidaires des organes voisins.

Sans nous arrêter à la constitution de la paroi antérieure, nous tombons, dès son ouverture *du côté droit*, sur le foie, caché sous le rebord des fausses côtes, l'angle hépatique du côlon, le côlon transverse en avant duquel le grand épiploon pend en rideau frangé. Sous lui, s'abritent les anses grêles et une partie

du côlon ascendant. Les anses grêles et le grand épiploon éri-
gnés sur la gauche, on perçoit nettement l'angle hépatique du
côlon que nous avons dit appliqué immédiatement contre le
pôle inférieur du rein droit. Il suffit de rejeter celui-ci en haut
en refoulant le foie pour percevoir, voilée par le péritoine, la
face antérieure du rein. A ce moment, le duodénum masque le
pédicule rénal et les uretères. Il suffit de le soulever lui aussi
pour apercevoir ces organes, sans oublier que les vaisseaux
spermatiques sont à ce moment un peu en dedans de l'uretère.

Du côté gauche, rate supérieurement, angle gauche du côlon,
estomac, anses grêles et épiploons forment un premier plan à
franchir, recouvrant un deuxième plan en connexions plus
intimes avec le rein : côlon transverse, côlon descendant ; enfin,
en avant et en dedans du rein, la queue du pancréas et l'angle
duodénal-jéjunal masquant lui aussi le pédicule rénal.

A noter, fait important, qu'à gauche la veine spermatique se
jette dans la veine rénale et non dans la veine cave.

Telles sont les données anatomiques résumées qu'il nous était
indispensable de rappeler pour l'étude ultérieure que nous nous
sommes imposée. Nous aurons terminé lorsque nous aurons
rappelé avec Stahr la disposition des lymphatiques rénaux et
surtout des ganglions dont l'ablation des tumeurs en chirurgie
est si importante.

Les lymphatiques rénaux aboutissent, d'après Cunéo, aux
ganglions juxta-aortiques droits et postérieurs pour le rein
droit, à gauche dans les ganglions juxta-aortiques gauches avec
parfois d'autres petits ganglions sur le trajet. On peut être
entraîné dans l'ablation des chaînes ganglionnaires jusqu'à la
bifurcation de l'aorte.

CHAPITRE II

Étiologie.

Avec l'ère des grandes interventions chirurgicales sur l'abdomen, nous avons vu rapidement disparaître des lits d'hôpitaux ces fistules rénales à la paroi antérieure de l'abdomen, qui, se faisant spontanément par l'évolution même de l'affection rénale, coulaient intarissables, incurables et conduisaient rapidement le malade à la cachexie et à la mort.

Si l'on parcourt en effet toutes les publications faites à ce sujet dans ces trente dernières années, nous ne trouvons pas une seule observation de fistule rénale transpéritonéale ayant évolué spontanément. Toutes celles que nous avons recueillies sont des fistules rénales post-opératoires, et parmi celles-ci nous devons signaler que les plus fréquentes, comme Pouquet le faisait remarquer déjà pour les fistules rénales lombaires, sont dues à une intervention conservatrice sur le rein, à la néphrotomie faite à tort ou à raison. Mais si les fistules rénales lombaires guérissent parfois d'elles-mêmes par un traitement bien approprié, nous verrons qu'il n'en est plus ainsi de ces longues fistules aboutissant à la paroi abdominale antérieure.

Toute fistule transpéritonéale, par sa nature même, doit donc être considérée comme intarissable d'elle-même, et tout individu que le chirurgien abandonne à sa sortie de l'hôpital porteur de l'un de ces trajets est irrémédiablement un infirme qui, dans un délai plus ou moins long, viendra se coucher à nouveau sur la table d'opération en nous demandant de le débarrasser de cette gêne constante.

Pour quelques-uns, en effet, pour les moins touchés, cette fistule ne sera qu'une gêne, ne les empêchant pas de vaquer à leurs occupations. Pour d'autres, ce sera une aggravation constante de l'état antérieur, ce sera une porte par où s'écoulera goutte à goutte la vie du malade si nous n'y portons le bistouri.

La nature de la fistule et de la maladie causale seule nous permettra d'établir un pronostic sérieux ; nous devons rechercher quelles sont les maladies où nous risquons le plus, par une intervention incomplète, d'aboutir à une fistule antérieure. Klotz nous donne d'ailleurs un excellent tableau de ces interventions ou de ces fautes opératoires en nous énumérant tour à tour les :

a) Intervention trop tardive.

b) Incision et drainage insuffisants.

c) Rupture incomplète des poches purulentes.

d) Calculs.

e) Infection du tissu périnéal.

f) Oubli du cathétérisme de l'uretère.

g) Fils de ligature.

h) Opérations incomplètes :

    1° Opération d'Ollier dans la tuberculose rénale.

    2° Résection partielle dans la tuberculose rénale.

    3° Oubli dans la plaie d'un peu de parenchyme.

    4° Ponction dans le cas de pyonéphrose.

Toutes ces causes de retard à la cicatrisation peuvent, en effet, devenir des causes de fistules.

a) *Intervention trop tardive.* — Nous savons qu'en chirurgie, et particulièrement en chirurgie septique, il est un principe presque immuable : faire tôt et le plus rapidement possible. Ce principe, d'après les urologistes les plus distingués, trouve aussi son application en chirurgie rénale. Bazy conseille, pour atténuer le pronostic des néphrotomies, de les faires précoces, car dans ce cas les modifications histologiques et anatomiques sont à leur minimum. Le Dentu est aussi affirmatif : dès qu'on soupçonne une collection purulente du volume d'un œuf ou d'une orange, « si rien n'annonce, dit-il, une tendance de cette collection à se vider par l'uretère, il faut se hâter de donner le chloroforme afin de faciliter l'examen de la région en relâchant la paroi abdominale et ouvrir le foyer largement ».

b) *Incision et drainage insuffisants.* — Ici encore la règle de chirurgie, qui veut, pour qu'une incision et un drainage soient efficaces, qu'ils soient larges et suffisants, trouve son application en chirurgie rénale.

Par une ouverture insuffisante, on ne peut en effet vider sûrement tous les clappiers existants, nombreux surtout dans l'atmosphère rénale, et tant que toute suppuration n'a pas disparu, tant qu'il s'écoule du pus, il est inutile d'espérer voir se fermer la fistule qui sert à son écoulement et qui mécaniquement est entretenue par le passage continuel des liquides septiques exsudés. En règle générale, un trajet fistuleux doit pousser et tendre à s'obturer du fond vers l'orifice cutané, il faut donc un drainage suffisant pour empêcher celui-ci de s'obturer le premier et de renouveler la cavité close que l'on avait ouverte.

c) *Rupture incomplète des adhérences.* — D'après Pousson, les fistules opératoires consécutives aux néphrotomies pour pyonéphrose « tiennent moins à la nature des microbes pathogènes infectant le rein qu'à la disposition anfractueuse des foyers purulents, difficiles à ouvrir largement et à drainer effectivement ».

On voit l'importance que cet auteur attache aux cloisonnements dans les pyonéphroses et à leur rupture complète au moment de l'intervention chirurgicale.

d) *Présence de calculs.* — Le chirurgien peut laisser au cours d'une intervention un calcul qui entretient la suppuration. Klotz fait remarquer qu'on a essayé d'utiliser la radiographie pour en diagnostiquer le nombre. Mais en 1879 Weiss et Février établissaient l'infidélité du procédé et nous devons ajouter qu'actuellement on n'est pas plus fixé dans cet ordre d'idée.

Force est donc au chirurgien de s'en rapporter à l'indication donnée par le doigt au cours de l'intervention.

e) *Infection du tissu périrénal.* — Au cours d'une intervention

on peut faire une inoculation secondaire de l'atmosphère périrénale, qui dans la suite entretiendra une fistule après l'opération de la néphrectomie. C'est là une faute opératoire qu'il est
assez facile d'éviter, si on garnit suffisamment le champ opératoire. Cette technique peut parfois ne pas être suffisante à empêcher la réinfection. Legueu a en effet signalé que parfois dans
les tuberculoses rénales, l'atmosphère périrénale était ense-
mencée. Nous saisissons donc bien la raison de récidives en cas
d'opérations bien faites.

f) *Oubli du cathétérisme de l'uretère.* — Pouquet cite une
observation tout à fait concluante à ce sujet. Il établit que le
cathétérisme de l'uretère tenté chez un malade eut permis
d'emblée un diagnostic permettant d'établir la non perméabilité de ce canal. Le chirurgien eut donc su à l'avance qu'une
néphrotomie le conduisait immanquablement à la fistule rénale.
Nous-même publions (Obs. III) une observation qui vient à
l'appui de cette thèse.

g) *Fils de ligature et corps étrangers.* — On sait tous les
déboires que ces fils, abandonnés au plus profond des tissus,
ont donné au chirurgien, soit que leur aseptisation fût insuffisante, soit qu'ils agissent comme de simples corps étrangers
amenant une réaction de défense ; ils peuvent être la cause de
fistules dans toutes les parties de l'organisme.

Pour y remédier, certains auteurs ont conseillé l'abandon de
pinces à demeure.

Parfois ce sont de véritables corps étrangers abandonnés
involontairement par les chirurgiens. Une fistule réopérée par
M. Pousson montra que sa persistance était due à l'abandon
d'une compresse dans le champ opératoire.

h) *Opérations incomplètes.* — L'opération sous-capsulaire
d'Ollier dans la tuberculose rénale est à rejeter d'emblée.
Sachant combien est difficile à guérir la tuberculose rénale, et
surtout combien elle porte à la récidive, il n'est pas douteux que
cette opération est trop incomplète pour pouvoir être utilisée.
D'ailleurs, toute opération conservatrice dans les cas de tuberculose rénale est à rejeter. C'est l'opinion formelle d'Albarran :

« Je ne pratique pas cette opération (résection partielle) dans la tuberculose rénale ».

Enfin on conçoit qu'un débris de parenchyme rénal, conservant sa circulation sanguine et ses connexions nerveuses, mais privé de voies excrétrices, abandonné dans la plaie opératoire, agira en corps étranger et pourra être une cause de fistule.

De toutes ces opérations incomplètes, la plus incomplète qui est souvent commise par erreur, comme l'établiront plusieurs de nos observations, est sans contredit la ponction ; et quand cette ponction s'adresse à une hydronéphrose, qu'elle s'agrandit pour devenir une véritable marsupialisation voulue, c'est la fistule urinaire large menant à une vaste poche, intarissable par elle-même et conduisant un jour ou l'autre le malade à la pyohémie à la suite d'une infection secondaire du trajet.

Mais si ces interventions incomplètes ou trop tardives nous semblent être la cause de ces fistules, il n'en est rien et leur persistance même est due plus à l'état antérieur du rein qu'à l'opération elle-même. Ce n'est pas, en effet, l'opération pratiquée qui est la cause de la fistule, car si cette fistule se forme, nous devons bien admettre que notre intervention n'a fait que hâter, dans certains cas, sa formation. La tumeur laissée à elle-même tendait en effet à s'ouvrir au fur et à mesure de son développement à l'extérieur, et si la tumeur est volumineuse, si par son poids elle tend à se porter en avant au contact de la paroi abdominale, c'est là que doit s'ouvrir le trajet qui donnera libre passage à son contenu. Dans la plupart des cas, il est vrai, particulièrement dans les cas de cancer, la résorption des produits de la tumeur aura emporté notre malade antérieurement par cachexie ; mais si l'état général est bon et se maintient bon comme dans les cas d'hydronéphrose, dans ces cas-là nous n'avons fait que hâter la formation de ce canal évacuateur. Cette fistule étant créée, sa persistance en tout cas sera due à l'état antérieur du rein ou de l'uretère.

En résumé, chaque fois qu'une intervention sur le rein n'enlève pas la cause de l'affection rénale ou ne rétablit pas le cours normal des urines, il y a de fortes chances pour qu'il y ait fis-

tule, et quand ces interventions ont lieu par la voie transpéritonéale, il est absolument normal que les produits de sécrétions
emploient pour se déverser à l'extérieur la voie que le bistouri
leur a créée.

L'étiologie de ces fistules et de leur persistance peut donc se
ramener à l'étude des tumeurs du rein qui, par leur caractère
particulier, ont conduit le chirurgien à aborder le rein par la
voie antérieure.

Ces indications sont :

1° Tumeur volumineuse du rein certainement diagnostiquée
et pour laquelle la voie lombaire ne donnerait pas assez de
jour.

2° Parmi les tumeurs que l'on doit presque toujours aborder
par la voie antérieure, Albarran n'hésite pas à classer les can-
cers du rein.

3° Lorsque le diagnostic de l'affection rénale est en suspens,
que l'on croit avoir affaire à une tumeur abdominale (mésenté-
rique, kyste de l'ovaire, etc.), en somme, lorsqu'il y diagnostic
incomplet, ou erreur de diagnostic.

Les interventions faites dans ces trois cas peuvent donner lieu
à des fistules, et ce sont ces interventions qui nous conduisent
sur des reins atteints :

     1° De tumeurs ;
     2° De tuberculose ;
     3° De pyélonéphrites ;
     4° Sur des hydronéphroses.

1° *Tumeurs.* — Dans tous les cas de tumeurs cancéreuses du
rein, Albarran, avons-nous dit, conseille la voie antérieure.
L'indication pour la première intervention est d'autant plus
nette que la tumeur est plus ancienne et à un état de développement plus avancé. La raison en est simple. Lorsque dans le
précédent chapitre nous avons étudié l'anatomie du rein et de
ses lymphatiques, nous avons vu que ceux-ci se rendaient à des
groupes ganglionnaires très distants du rein lui-même, puisque
nous les avons vu descendre jusqu'à la bifurcation de l'aorte.

On sait que rapidement certaines tumeurs gagnent les ganglions lymphatiques. Si donc on a tardé le moins du monde à intervenir, on risque d'être obligé de descendre fort bas à la recherche des ganglions. Dans ce cas, la voie lombaire doit donc être abandonnée. Dans notre observation due à l'obligeance de M. le professeur Pousson, nous voyons un cas de récidive dû soit à une récidive ganglionnaire, soit à un ensemencement de la plaie, amenant la persistance d'une fistule qui conduisit à une seconde intervention, et pourtant on ne peut accuser de négligence le premier chirurgien qui opéra; la néphrectomie lombaire sur des reins cancéreux nous donne quelques observations de trajets fistuleux analogues. Il est donc bien admis que, dans le cas de cancer du rein, la voie antérieure est préférable; l'intervention étant plus complète, on risque moins d'avoir une fistule, mais cela peut encore arriver.

2° *Tuberculose.* — De plus en plus, en chirurgie urinaire, dans les tuberculoses du rein, les urologistes se montrent ennemis des interventions conservatrices. Comme le montrent les observations de Czerny (2 fistules sur 3 cas), Geiss (2 fistules sur 2 cas), Albarran (2 fistules sur 2 cas), où ces chirurgiens ont pratiqué la néphrotomie sur des reins tuberculeux, ils ont été obligés de pratiquer une néphrectomie secondaire. Guyon dit lui-même : « Personnellement, nous avons fait de nombreuses néphrotomies pour tuberculose rénale; toujours, nous avons vu persister la fistule opératoire et nous n'avons pas eu de malades qui aient survécu plus de deux ans ».

L'indication, dans ces cas, est donc nette. Si l'on pratique la néphrotomie, on court à la fistule. Même la néphrectomie qui évitera une seconde intervention n'amène pas toujours le malade à une guérison certaine.

La facilité de la récidive doit faire rejeter autant que possible la voie transpéritonéale dans les cas d'affection tuberculeuse du rein, le péritoine offrant un milieu d'ensemencement très favorable à la tuberculose. En outre, si ces fistules sont créées et persistent, elles créent de véritables tuberculoses ouvertes, évoluent comme elles et ont leur pronostic sombre. Cependant, dans l'observation de Pfihl que nous publions, nous voyons que le diagnostic de tuberculose ne put se faire que rétrospectivement. Le chirurgien ne put faire que la néphrotomie et nous voyons une fistule persister jusqu'à la mort du sujet.

3° *Pyélonéphrites et suppuration du rein.* — Dans les interventions sur un rein suppurant, l'indication opératoire est beaucoup moins nette et si, dans la plupart des cas, on voit le chirurgien emprunter la voie postérieure pour atteindre la collection purulente, il peut être conduit à intervenir par la voie transpéritonéale. C'est le cas bien net où une collection rénale, volumineuse, en aura imposé pour un abcès du foie, pour une collection de péritonite enkystée, pour un abcès périchalique, pour un kyste suppuré du foie, du mésentère. Lorsque le diagnostic n'est pas fait, parce que les moyens d'investigation dont on dispose sont insuffisants, que les antécédents du malade n'ont rien appris, que son passé urinaire n'est pas chargé, on doit emprunter la voie antérieure qui nous donne jour sur tous ces organes, alors que la voie postérieure ne nous conduira que sur le rein. Dans d'autres cas bien définis, où on sait l'affection rénale, comme dans le cas de Pfihl, le déplacement du rein en avant, la formation de la collection purulente volumineuse en avant de celui-ci, son affleurement à la paroi abdominale doivent nous décider à choisir la voie la plus courte, celle même que, dans ce cas, la tumeur semble avoir choisie pour se faire jour au dehors.

Mais « le rein infecté ne se répare pas aussi vite qu'un abcès du tissu cellulaire », nous dit Legueu, et on est ainsi conduit à à un drainage long, qui arrête la cicatrisation de nos plans musculaires. La source des produits septiques ne se tarit que lentement, et on est ainsi conduit à la fistule.

Les statistiques des interventions lombaires sont là pour nous l'apprendre. Pousson, sur 9 malades, dont 1 atteint de pyélonéphrite calculeuse, 2 de pyélonéphrose colibacillaire, 4 de tuberculose suppurée du rein, vit 7 fois la persistance d'une fistule. Des 2 autres malades, l'un était encore en traitement, l'autre était mort d'une affection intercurrente. Et cet auteur

admet que dans le cas de rein infecté, il y a 77,7 p. 100 des cas
de persistance d'une fistule. Il n'est donc pas étonnant que le
malade du D' Pfühl ait présenté une fistule permanente.

1° *Hydronéphroses.* — Ici, les indications opératoires sont
beaucoup plus discutables. Si, en effet, lorsque le diagnostic
d'hydronéphrose est certain, nous voyons des chirurgiens tels
que Poncet, Villar, Condamin préconiser la voie antérieure
lorsque l'hydronéphrose volumineuse tombe en avant, et intervenir par des procédés à peu près analogues de « marsupialisation anté-néphrectomique », nous devons reconnaître que de
très nombreux autres chirurgiens abordant ces mêmes tumeurs
par la voie lombaire ont obtenu souvent des résultats non moins
concluants. Dans les cas de diagnostic bien établi, ne nous
posons donc pas en juge et laissons à chaque chirurgien la
liberté du choix du procédé. Lorsque le diagnostic est certain,
que l'hydronéphrose n'est pas trop ancienne, que rien ne fait
prévoir de difficultés opératoires anormales, que le rein est
bien à sa place, la voie lombaire est très défendable.

Lorsque, au contraire, il y a tout lieu de penser à des difficultés à cause du volume de la tumeur, de son déplacement
où des adhérences qu'elle aurait pu contracter, préférons la
voie antérieure qui nous donnera plus de jour et plus de facilité pour atteindre le pédicule rénal.

Il n'en est plus de même dans un diagnostic chancelant et
incomplet. Les hydronéphroses prises pour des kystes hydatiques ne sont pas rares, non plus certes que celles prises pour
des kystes de l'ovaire, et nous pensons que cette erreur fut plus
fréquente que ne l'établit la littérature médicale. Dans ce cas,
toute intervention incomplète est vouée à la fistulisation. Les
malades de Bégouin et Durand en sont une preuve. Nous voyons
deux malades où cette erreur fut commise. Chez eux deux, le
premier chirurgien se heurta à des difficultés opératoires telles
qu'il pensa à un kyste hydatique très adhérent et conclut qu'une
simple marsupialisation de cette poche inextirpable conduirait
le malade à la guérison. L'un d'eux dut à cette erreur de rester
dix ans porteur d'une fistule à l'hypocondre. Certes cette inter-

vention incomplète basée sur un mauvais diagnostic valait mieux qu'une néphrectomie pratiquée d'emblée, alors qu'on ne connaissait pas l'état fonctionnel de l'autre rein.

Mais il n'en est pas moins vrai que deux des malades de nos observations pâtirent pendant un temps plus ou moins long de cette erreur.

Nous conclurons donc en rappelant ceci : c'est que dans le cas de tumeur abdominale, comme le fait remarquer Maire, il ne faut jamais oublier la possibilité d'une hydronéphrose avec rein plus ou moins abaissé.

Ce chirurgien fait remarquer qu'une observation qu'il publie « montre combien parfois le diagnostic d'hydronéphrose est difficile ; les formes latentes simulant toutes les variétés d'affections abdominales, depuis le kyste de l'ovaire jusqu'à l'appendicite, expliquent les erreurs de diagnostic si souvent faites. Nous pensons, avec le Dr Tixier, que ces erreurs ne peuvent être évitées que si, en présence de toute tumeur de la région haute de l'abdomen, on songe de parti pris à la possibilité d'une hydronéphrose et si, guidé par cette idée, on fait pratiquer avant l'intervention un cathétérisme explorateur des uretères suivi de l'examen des urines ». N'a-t-on pas vu des reins en ectopie pelvienne avec hydronéphrose.

Les fistules d'hydronéphrose à la paroi antérieure sont le type le plus parfait de ces fistules, car elles offrent une bénignité remarquable et, comme nous le verrons lors du traitement, c'est elles qui nous donneront les résultats opératoires les plus heureux.

Après avoir rappelé toutes ces causes de fistules, qu'il nous soit permis d'insister une fois encore sur les variations de situation que son volume excessif peut faire affecter au rein.

Daubois, après avoir insisté sur les difficultés que l'on rencontre lorsqu'on veut aborder le rein sain par la voie transpéritonéale, s'exprime ainsi :

« Les rapports sont heureusement modifiés par la distension de l'organe ; les tumeurs croissent en avant et en bas, elles se coiffent en quelque sorte du péritoine et la masse molle, dépres-

sible, formée par le paquet intestinal, leur permet une facile
évolution et un accroissement rapide. Nous voyons, en effet,
que le côlon ascendant ou descendant soulevé par le néoplasme
s'élève contre la paroi abdominale et subit en même temps un
mouvement de translation en dedans.

» Le système des côlons renfermant, en quelque sorte,
comme en un cadre, le paquet des anses d'intestin grêle, celles-
ci sont refoulées vers la ligne médiane, abandonnant le contact
avec la face antérieure du rein et l'on comprend que lorsque la
glande rénale a acquis un grand développement elle vient se
mettre en rapport avec la paroi antérieure de l'abdomen. La
situation est alors la suivante : côlon en dedans ou en bas ; sur
les deux tiers externes de la face antérieure du rein le péritoine
pariétal est en rapport avec le péritoine rénal ; sur les côtés le
sinus péritonéal est dépourvu d'anses intestinales et là nous
aurons encore une voie pour aborder le rein. En haut, il est
directement en contact avec le bord antérieur et la face inférieure du foie et la vésicule biliaire ; à gauche, avec l'extrémité
gauche du foie, la rate et la grosse tubérosité de l'estomac
rejetée en dedans. En bas, la tumeur descend dans la fosse
iliaque, mais le plus souvent se limite à la partie supérieure de
cette fosse ».

Tels sont les rapports du rein considérablement augmenté de
volume dans sa situation normale. Dans ses différentes migra-
tions, nous le voyons descendre beaucoup plus bas après avoir
abandonné ses rapports supérieurs.

CHAPITRE III

Symptômes et Diagnostic.

---

§ A. **Symptômes.** — Les symptômes des fistules rénales transpéritonéales sont peu nombreux. Ils nous sont révélés et par l'examen local, et par celui de l'état général du malade.

I. LOCALEMENT. — L'interrogatoire du malade sur l'état antérieur local de sa fistule nous fournira parfois les meilleurs renseignements et les plus précis, à tel point que les symptômes objectifs que l'on relèvera après n'auront le plus souvent qu'un rôle de contrôle de la véracité de ses dires. Le malade, en effet, est généralement assez bien documenté sur les opérations qu'il a subies pour pouvoir fournir au chirurgien tous renseignements utiles.

Parmi les moyens d'investigation directe, l'*inspection* nous fournira immédiatement d'excellentes indications. Elle nous montre, en effet, l'orifice externe de la fistule avec ses caractères assez spéciaux, quoique variés. Ou très large et infundibuliforme, pouvant admettre un objet assez volumineux, ou, au contraire, très étroit, acceptant à peine un stylet, son pourtour est généralement saillant, garni de bourgeons charnus, dus à la constante irritation du liquide écoulé; il peut y avoir tout autour et d'une façon permanente des érythèmes cutanés à aspects variés.

La *palpation*, dans la plupart des cas, ne fournira aucun renseignement utile. Cependant, dans les cas de tumeur récidivante, volumineuse, elle nous permettra de rencontrer celle-ci en lieu et place du rein, et surtout de provoquer une douleur réactionnelle, qui peut devenir un excellent élément de diagnostic.

Quant à la *percussion*, elle ne donne pas de renseignements beaucoup plus précis. Elle aussi n'est d'un véritable secours que dans les tumeurs volumineuses, par ce fait même que les tumeurs volumineuses du rein repoussent en avant le côlon transverse et l'angle hépatique de cet organe, à cause de la fixation intime que lui assure le péritoine contre le rein, la percussion dénote de la sonorité franche, ce qui permet de différencier ainsi les tumeurs du rein de celles des organes voisins : foie et mésentère particulièrement, et de toutes les collections liquides intra-abdominales et sous-hépatiques.

Par contre, la *nature du liquide* s'écoulant par la plaie peut-être un élément certain de diagnostic.

Si ce liquide est assez abondant pour être recueilli, et que l'examen chimique y décèle de l'urée ou de l'acide urique, il est net que l'on se trouve en présence d'un liquide provenant du rein.

Malheureusement il n'en est pas toujours ainsi. Durand ne nous dit-il pas (Obs. IV) que le liquide était limpide, eau de roche sans trace d'urée. Et ce liquide provenant de cette poche qui avait été un rein établissait surabondamment que le rein n'existait plus en tant que rein physiologiquement parlant.

Mais c'est là un cas assez peu courant, et la plupart du temps le liquide écoulé, même chargé de pus en quantité notable, peut être reconnu comme un liquide de provenance rénale.

Enfin l'élément *douleur* est assez peu fréquent chez les porteurs de fistules. Si la fistule laisse normalement se vider la poche, il n'y a pas de douleur. Le malade de Bégouin resta dix ans porteur de sa fistule sans en souffrir le moins du monde.

L'*examen instrumental*, si perfectionné dans les dernières années, permet enfin de constater la valeur fonctionnelle du rein fistulisé et la valeur fonctionnelle de l'autre rein, fait extrêmement important pour les interventions à pratiquer.

Cet examen peut porter sur deux points différents :

a) Directement : examen du trajet à la fistule.

b) Indirectement, et c'est là que nous trouverons l'indication opératoire, sur les voies d'écoulement naturelles de l'urine.

a) *Directement.* — L'exploration instrumentale de ces longues fistules renseigne assez peu sur l'état et la direction de la fistule. Elle ne renseigne guère que sur la présence d'un calcul ou d'un corps étranger.

b) *Indirectement.* — La cystoscopie permet l'examen de la vessie et particulièrement du trigone de Lieutaud aux points d'abouchement des uretères. On peut voir si ces orifices ont leur conformation normale, s'ils sont sains, s'ils laissent sourdre de l'urine, et si oui, les caractères de l'éjaculation uretérale.

Mais, mieux que cela, si ces orifices semblent normaux, la cystoscopie nous mène au cathétérisme des uretères, et ainsi nous savons, avec certitude, si un uretère est cathétérisable sur toute son étendue, s'il est perméable ; si non, à quelle hauteur à peu près siège l'obstacle, enfin et surtout il nous renseigne avec certitude sur la valeur fonctionnelle et comparative des deux reins, car il permet de recueillir séparément les urines des deux organes. Actuellement et de plus en plus, il n'est plus permis de pratiquer la néphrectomie sans ce renseignement de tout premier ordre.

Ce mode d'exploration laisse bien loin derrière lui tous les appareils de séparation des urines, si infidèles et si trompeurs parfois.

II. ETAT GÉNÉRAL. — L'état général du malade renseigne peu, il est vrai, sur la nature de la fistule, mais il est bon de le consulter pour la conduite à tenir ultérieurement.

Si dans bien des cas l'état général du fistulisé est si bon qu'il peut vaquer sans gêne à ses occupations, il n'en est pas moins vrai que la fistule peut donner lieu à des complications retentissant beaucoup sur lui, et qui peut mettre le patient dans une situation grave.

On connaît bien les crises de rétention, avec toutes leurs complications septiques, auxquelles ont donné lieu des obturations prématurées du trajet. Cette rétention parfois complète est dans la plupart des cas incomplète, mais les accidents n'en sont pas moins graves pour cela.

Le malade se réjouit de voir sa fistule se fermer, mais quelque temps après, il voit chaque soir sa température monter à 39°, à 40°; des vomissements se produisent, anorexie complète, des douleurs très vives, devenant exaspérantes au moindre mouvement et intolérables à la palpation lombaire. Tous ces accidents ne cessent qu'après la réouverture de la fistule.

Enfin, même si ces fistules se vident normalement, le malade n'est pas à l'abri d'une infection secondaire du trajet; il supporte d'abord assez bien cette suppuration; puis l'état général périclite assez vite, cette infection s'ajoute à l'affection rénale et nombre de malades sont ainsi emportés.

L'état général du malade nous fournit un pronostic encore beaucoup plus sombre dans les cas de tuberculose et de cancer. La persistance fréquente de l'affection, qui parfois a reçu un coup de fouet du fait même de l'intervention, peut, après un mieux de quelques mois, s'aggraver rapidement. C'est à ce moment que se fait la généralisation tuberculeuse ou cancéreuse qui emportera notre malade sans qu'une nouvelle intervention ait des chances de le sauver.

On voit que, loin d'être bénignes, ces fistules, même les mieux tolérées, peuvent être la cause d'accidents graves et qu'il importe de persuader tout porteur bien portant d'une de ces affections, qu'il faut profiter de son bon état général pour s'abandonner à une nouvelle intervention curative.

§ B. **Diagnostic.** — En général, le diagnostic de fistule est facile. On voit en effet un orifice donnant une certaine quantité de liquide, l'orifice est resté béant à la suite d'une opération antérieure. La chose est donc aisée.

Mais deux points du problème restent à résoudre :

1° D'où vient cette fistule?

2° Vient-elle du rein? Quelle est alors l'état des voies d'excrétion naturelles?

D'où vient cette fistule? Généralement le diagnostic de la fistule rénale n'offre pas de difficulté. Les renseignements que nous donne le malade sur les interventions antérieures, la nature du liquide excrété, certains faits d'expérimentation nous permettent de l'établir en général assez facilement.

Il n'en est malheureusement pas toujours ainsi. D'abord les renseignements donnés par le malade ne permettent qu'une présomption en faveur de la fistule rénale. Lorsque le liquide qui s'écoule est clair et limpide, il peut se montrer tout de suite être de l'urine ; d'autres fois l'écoulement étant simplement purulent, ou uro-purulent, le diagnostic est alors plus délicat. S'il est purulent et seulement purulent, on doit envisager la possibilité d'une poche d'abcès froid de la colonne vertébrale ouverte à la paroi antérieure. Fait excessivement rare, mais possible, car l'on sait que la plupart des abcès ossifluents de la colonne lombaire suivent la gaîne des psoas pour venir se fistuliser à la partie supéro-interne de la cuisse.

Un autre diagnostic à faire est celui des poches kystiques marsupialisées. Dans ce cas les deux trajets se montrent avec des aspects analogues. Dans le cas de kyste hydatique, à la longue, nous voyons plus de tendance à la cicatrisation. Mais cette poche peut s'être infectée et alors on assiste à un écoulement abondant de pus dans lequel il est bien difficile de trouver les éléments du liquide kystique (Vésicules et crochets).

Nous le répétons, le meilleur moyen de faire le diagnostic est l'examen attentif du produit écoulé. Peuvent être, en effet, fistulisés à la paroi, des abcès froids, des poches kystiques, des abcès du foie, des fistules pancréatiques, des vésicules biliaires ; cela peut être une gastrostomie, une entérostomie, toutes affections différenciables par la nature du liquide exsudé.

Non pas que le diagnostic soit toujours aisé. Evidemment si le pansement est souillé d'urine ayant ses caractères normaux, oh! alors! le diagnostic s'impose ; mais si le liquide est seulement purulent, si le rein dégénéré ne sécrète plus, si on se trouve en face d'une poche représentant un rein dégénéré et infecté ensuite, le diagnostic n'est plus aussi aisé.

Nous trouvons entre ces deux états un état intermédiaire qui ne peut pas être passé sous silence, c'est le cas où le rein, non complètement détruit, sécrète encore ses produits au milieu du pus. Nous parlions plus haut d'urines pures : à vrai dire, il n'en est point si le trajet est déjà un peu ancien. Pas une analyse, en effet, qui ne décèle la présence de leucocytes et de polynucléaires en quantité plus ou moins abondante. Si la proportion d'éléments figurés devient très forte, la présence de l'urine dans le pus peut être très difficile à déceler, le chimiste peut ne pas pouvoir affirmer la certitude de son examen. Dans ce cas, la clinique apporte un excellent moyen de diagnostic dans ce procédé qui consiste à faire absorber au malade un corps facilement retrouvable dans l'urine et ayant une réaction chimique de coloration bien caractéristique : iodure de potassium, acide salicylique, etc. ; ou un corps coloré apparaissant dans l'urine (Achard et Castaigne) le bleu de méthylène, par exemple.

Dans ce cas, l'urine recueillie dans la vessie est bleutée une heure après l'injection hypodermique, mais pour que cette coloration se transmette au liquide de la fistule, il faut parfois plusieurs heures à cause de l'état du rein (Ralentissement de la sécrétion).

Si dans les cas de fistule urinaire ou uro-purulente on a acquis une quasi-certitude à la suite de ces constatations, il n'en reste pas moins un doute assez fort dans les cas de fistule purulente. Il est donc utile à ce moment, et quelle que soit la nature de la fistule, de compléter le diagnostic par l'examen du rein et des voies excrétrices, des uretères en particulier.

Cet examen eût dû être fait antérieurement à la première opération, car nous savons, par plusieurs de nos observations, que le chirurgien, s'il l'eût fait, eût évité, dans ces cas, des interventions incomplètes et vouées à la fistulisation. Nous avons vu, dans le chapitre étiologie, que là était la cause de la plupart des fistules, soit qu'il y ait imperméabilité complète ou simplement partielle. Lorsqu'un malade porteur de fistule entre à l'hôpital, la grande question à résoudre est celle-ci : L'uretère est-il, oui ou non, perméable, car ce sera là notre meilleur guide pour les indications opératoires.

Plusieurs procédés sont à notre disposition pour cette vérifi-
cation :

1° Le plus ancien en date est l'injection, par le trajet fistuleux,
d'un liquide coloré ou à réaction chimique colorée que l'on
retrouve dans la vessie. Ce sont le bleu de méthylène, le carmin,
la teinture d'iode, l'iodure de potassium et le salicylate de
soude qui étaient le plus employés.

Nous pouvons ainsi savoir que le canal est perméable ou non,
mais rien de plus. Aucun renseignement sur l'état de l'uretère,
sur le siège des lésions, rétrécissements, valvules, coudures. Si
le liquide ne passe pas, nous ne savons pas à quel point il est
arrêté. Ce procédé très simple, comme tous les procédés de ce
genre, est un pis-aller, mais aujourd'hui nous sommes à la tête
d'une instrumentation qui nous oblige à demander mieux au
clinicien. Nous ne citerons que pour mémoire le cathétérisme
de haut en bas par le trajet de la fistule. Il ne nous semble pas
praticable dans les fistules antérieures.

2° La cystoscopie donne déjà de précieux renseignements.
L'urine éjaculée en quelque sorte à l'état normal par l'uretère
produit un petit remous très sensible dans le liquide vésical, si
l'urine n'est pas trop claire.

Dans le cas d'imperméabilité complète, ce remous est totale-
ment supprimé. S'il y a rétrécissement, l'urine coule en bavant
ou le rythme de l'éjaculation est modifié : au lieu de toutes les
25 secondes, elles sont retardées à 40 ou 50 secondes ou même
toutes les minutes. On peut être enfin renseigné grossièrement
sur la nature de l'urine écoulée et l'état de l'orifice uretéral.
La cystoscopie nous conduit enfin au procédé le plus parfait.

4° Le cathétérisme uretéral cystoscopique. — Le seul qui ne
soit pas aveugle; donc, le plus précis, le plus simple et le plus
parfait.

Les perfectionnements apportés par Nitze et Casper en 1896
ne l'avaient pas encore rendu facile; mais, en 1897, Albarran,
en inventant son cystoscope, le rendit beaucoup plus aisé. Son
cystoscope à vision indirecte se voit aujourd'hui doublé et sup-
pléé pour quelques urologistes par le cystoscope à vision directe

de Luys. Nous reconnaîtrons que celui-ci, moins compliqué, peut rendre de très grands services chez la femme. Chez l'homme, le cystoscope d'Albarran peut être préféré.

L'instrumentation actuelle permet donc d'introduire aisément une sonde dans l'uretère. En passant des sondes ou des explorateurs Pasteau à boules olivaires gradués des n°° 6 à 10, on peut ainsi savoir si un rétrécissement est ou non franchissable, à quelle hauteur il siège.

Si on butte contre un obstacle infranchissable, cela peut être une oblitération ou une coudure. Si c'est une coudure, une injection colorée poussée par la sonde colorera le liquide de la fistule et le diagnostic sera fait ainsi. Avec les sondes graduées Pasteau, on peut connaître le siège exact de l'obstacle. Notons un tout nouveau procédé qui enlève à celui-ci beaucoup de sa valeur, nous voulons parler de la radiographie jointe au cathétérisme. On pratique le cathétérisme avec une sonde bismuthée, par conséquent opaque aux rayons X. Si l'on radiographie le malade, on voit celle-ci, en cas d'obstacle, arrêtée en un point quelconque de l'uretère contre ce point. L'ombre des apophyses transverses des vertèbres nous sert de repère pour savoir la hauteur et le siège du point d'arrêt.

État des reins. — Fixés sur l'état de l'uretère, il nous est indispensable de connaître celui des reins. Nous verrons tout à l'heure que ces graves fistules transpéritonéales nous acculent à la néphrectomie. Avant de nous laisser conduire à une aussi sévère intervention, il nous faut la certitude que le rein opposé est sain et peut suffire à lui seul à son rôle physiologique; que le rein malade l'est assez pour que son sacrifice soit indispensable à la vie du malade.

Au cours de nos recherches, nous avons lu qu'un chirurgien, sur le point d'intervenir secondairement dans un cas d'hydronéphrose fistulisée à la paroi antérieure, s'était tout à coup aperçu que ce rein était unique. Faire la néphrectomie était donc tuer le malade, alors qu'il pouvait aisément vivre avec sa fistule.

Dans les cas de fistules rénales transpéritonéales, il est à présumer d'avance que le rein malade est trop atteint pour que la néphrectomie ne soit pas indiquée. C'est en effet, ou le volume de la tumeur, ou sa nature qui a fait choisir cette voie au chirurgien, c'est donc que le rein était déjà antérieurement dans un état indiquant un sacrifice nécessaire. Pfihl ne se faisait aucun doute sur la nécessité d'une deuxième intervention, néphrectomie, alors même qu'il pratiquait sa première intervention.

Le meilleur moyen d'être bien renseigné est de pratiquer l'examen des urines séparées. On sait ainsi, et l'état physiologique du rein malade, et celui du rein sain. Si recueillir l'urine du rein malade est peu aisé, surtout l'urine totale, on en obtient toujours assez pour se faire une opinion. Le dosage de l'urée, des chlorures et de l'acide phosphorique total nous donneront les meilleures indications.

Notre diagnostic étant ainsi dûment et solidement étayé, nous pouvons avec certitude envisager le problème de l'intervention opératoire.

CHAPITRE IV

Observations.

Observation I

Bœckel, *Centralbl. f. chir.*, 1886.

Fistule urinaire persistante consécutive à la néphrotomie pour hydro-néphrose du rein droit. Obstruction de l'uretère.

Jeune fille, 19 ans, souffre depuis 5 à 6 ans d'une tumeur dans le flanc droit. Cette tumeur est lisse, mate, légèrement fluctuante, son origine n'est pas bien nette.

Néphrotomie, 1880, incision au niveau de la tumeur et suture des parois du kyste aux bords de la plaie. Drainage.

La guérison se produisit, mais il resta une fistule urinaire, persistante jusqu'à la mort, arrivée cinq ans après par une affection intestinale.

Autopsie. — L'uretère droit est complètement obstrué, le bassinet dilaté, et on trouve un vaste abcès rempli de fongosités au rein droit qui est très adhérent aux organes voisins, ce qui aurait rendu la néphrectomie difficile.

Observation II

Opération de M. Gangolphe, publiée par lui dans la *Province médicale*, Lyon, 1er février 1894.

Hydronéphrose mobile simulant un kyste de l'ovaire. Ablation de la poche et du rein par décortication sous-péritonéale.

M. V..., âgée de 21 ans, demeurant à Charlieu (Loire). Entre à la maison de santé des sœurs Sainte-Marthe, le 15 janvier 1894. Cette jeune fille, sans être très vigoureuse, a toujours joui d'une excellente santé. Cependant ses parents affirment que toujours elle a été maigre et présenté le teint légèrement bronzé qu'on observe actuellement.

Rien à noter de particulier dans ses antécédents jusqu'à l'âge de quatorze ans. Elle commença à être réglée à cette époque et, depuis, elle l'a toujours été d'une façon régulière, quoique avec quelques jours d'avance.

A cette époque, elle commença à souffrir dans le ventre, surtout du côté droit. Ses douleurs s'exaspéraient lorsqu'elle se livrait à un exercice un peu violent; elles cessaient immédiatement lorsque la malade se mettait au lit. Elle fut examinée, à ce moment, par trois médecins différents qui diagnostiquèrent un rein flottant avec augmentation de volume de celui-ci, mais sans être bien affirmatifs sur ce second point de leur diagnostic. On lui prescrivit le port d'une ceinture à pelote, qui ne la soulagea qu'à demi. Elle souffrit ainsi pendant deux ou trois ans, puis les douleurs disparurent complètement jusqu'à ce jour. La malade était sur le point de se marier, lorsque la mère voulut encore une fois se rendre compte si sa fille était parfaitement guérie de son rein flottant. Elle la fit examiner au docteur Barbat (de Charlieu), qui trouva alors une volumineuse tumeur abdominale, fluctuante, indolore, dont la jeune fille ne s'était jamais aperçue. Appelé à la voir en ce moment, je trouvais une volumineuse tumeur liquide, un peu fluctuante, à peu près médiane, mais cependant à développement un peu porté à droite. Matité complète, mobilité très grande, dans le sens transversal surtout. Je conclus à un kyste de l'ovaire en faisant une restriction pour une hydronéphrose en raison de la constatation faite autrefois par trois médecins. J'expliquais d'ailleurs la cessation des douleurs, par ce fait que le kyste, en se développant, avait probablement refoulé le rein prolobé à sa place. L'examen des urines n'avait rien dénoté d'anormal, soit au point de vue de la qualité, soit au point de vue de la quantité.

A un deuxième examen pratiqué la veille de l'opération, je commençais à avoir plus de doute. La malade était sous l'influence d'une purgation et je crus, à un moment donné, sentir passer l'intestin entre le kyste et la paroi abdominale. D'autre part, la malade était au repos depuis deux heures, et il semblait que le kyste avait un peu remonté dans le ventre, laissant le bassin plus libre. Le toucher vaginal ne pouvait donner des renseignements bien précis, la malade étant vierge.

Le lendemain, je l'opérais, assisté du D'Gouilloud ; je fis une incision qui m'aurait permis d'aborder la collection, que son point de départ fut rénal ou ovarien. Celle-ci porta légèrement en dehors du droit correspondant avec sommet se dirigeant vers la région lombaire. Après l'incision des divers plans, y compris le péritoine, je tombai sur un volumineux kyste, mobile, recouvert de toute part de péritoine ; je crus un instant à un kyste de l'ovaire, mais après avoir ponctionné et évacué un liquide légèrement coloré et aqueux, je pus me rendre compte que le pédicule se rendait dans la région lombaire. C'était une hydronéphrose. Attirant la poche en dehors de la plaie, je fis une collerette en incisant le péritoine au pourtour du point où avait porté la ponction. Je m'aperçus que le kyste se décortiquait facilement, j'en profitai pour fixer la collerette péritonéale au pourtour de la plaie par des pinces hémostatiques, et je pus alors faire une laborieuse décortication de toute la poche kystique et du rein en me tenant constamment en dehors du péritoine ; la surface rénale était à peu près complètement détruite, aplatie qu'elle était et transformée en poche distendue. Je n'eus aucune hésitation à faire la néphrectomie, d'autant plus que j'avais pu m'assurer que l'autre rein n'était pas malade ; je fis un premier pédicule à la partie moyenne du rein où se trouvaient quelques vaisseaux de petit calibre et un autre à la partie postérieure de la poche où je croyais que se trouvait le véritable pédicule rénal. Je vis plus tard, pièce en main, que le vrai pédicule était le premier.

Je n'ai pas osé refermer complétement le ventre en laissant sans drainage cette grande poche sous-péritonéale que je venais de décortiquer ; j'en réséquai une bonne partie, je fixais ses bords aux bords de la plaie et je tamponnais avec de la gaze iodoformée. Au-dessus et au-dessous suture en étage des couches musculo-aponévrotiques.

Les suites opératoires furent des plus simples. La température atteignit 38°2 le lendemain de l'opération ; à partir de ce moment elle demeura normale. Le jour même de l'opération, on dut sonder la malade. A partir du troisième jour elle urina spontanément, et les urines conservées pendant vingt-quatre heures démontrèrent qu'il y avait la même quantité qu'auparavant.

La malade rentra chez elle le 5 février avec une petite fistulette au niveau du drainage. Elle tend tous les jours à diminuer.

Observation III

Wiener van Hook. *In* thèse Pouquet, 1901.

Fistule abdominale. Uretérostomie. Transplantation de l'uretère. Néphrectomie. Guérison. Nécessité du cathétérisme de l'uretère.

A la suite de la création d'une fistule sur la paroi abdominale par la néphrotomie, et comme la fistule était devenue permanente et laissait écouler une grande quantité d'urine, l'auteur entreprit une opération dans le but de rétablir le cours normal de l'urine.

Il fit une incision telle que la pratiquent Kuster et d'autres auteurs, et qui commençait à deux pouces de la ligne médiane postérieure, se dirigeait en bas, presque rectiligne dans l'étendue de un pouce et demi, puis se recourbait en avant vers l'épine iliaque antéro-supérieure.

Après avoir incisé le fascia lombaire, il met à découvert l'uretère qui était plus petit qu'à l'ordinaire et paraissait atrophié. Après l'ouverture de la poche rénale, le doigt peut facilement être introduit dans le bassinet, mais on ne trouva pas de calculs. L'auteur fit alors une uretérotomie et passa une sonde dans le segment supérieur de l'uretère à la rencontre du doigt, mais on sentait distinctement, entre le doigt et la sonde, un pli muqueux valvulaire qui devait, par conséquent, s'opposer au cours normal de l'urine. L'auteur fit alors la résection et implanta l'uretère dans la poche rénale, suivant la méthode de Kuster. Mais lorsqu'il voulut faire le cathétérisme de l'uretère, il trouva le canal oblitéré sur une longueur de plusieurs pouces. Dans ces conditions, il ne restait plus qu'à extirper le rein; cette dernière opération fut suivie de la guérison.

Observation IV

Communication à la Société des Sciences médicales de Lyon, par M. Dunand
(Lyon médical, 1905, CV, 473).

Hydronéphrose gauche fistulisée dans l'hypochondre. Ablation par la laparatomie. Guérison.

J'ai l'honneur de vous présenter une volumineuse poche d'hydro-néphrose que j'ai enlevée par la laparatomie et dont l'histoire a présenté cliniquement et opératoirement quelques points particuliers.

La malade porteuse de cette lésion est âgée de 61 ans et n'aurait perçu sa tumeur qu'en juillet 1904, à la suite d'une chute. Quand elle me fut présentée, elle avait déjà subi une laparatomie. On avait diagnostiqué un kyste du pancréas, qui avait été ouvert, fixé à la paroi abdominale et drainé. Les rapports intimes que cette tumeur contractait avec le pancréas expliquent très facilement que sa nature rénale n'ait pas été reconnue lors de l'opération. Il s'écoulait de la fistule, située sous les fausses côtes gauches, au bord externe du grand droit, un liquide clair, un peu purulent, n'ayant jamais présenté aucun caractère urinaire.

L'abondance de cette sécrétion altérait gravement l'état général de la malade, elle se cachectisait rapidement, de telle sorte que, malgré son âge, et malgré la gravité possible de l'intervention, je résolus de la débarrasser de cette tumeur.

J'intervins le 2 février 1905. Je traçai d'abord autour de la fistule une collerette cutanée dont je relevai et accolai les lèvres par leur face épidermique, entourées d'une compresse ; elles furent pincées dans un long champ, de sorte que, à partir de ce moment, j'avais fermé ma cavité suppurante et j'opérai en milieu aseptique. Rapidement j'arrivai au péritoine et l'ouvris, et en séparai la poche qui était absolument intra-péritonéale. Elle n'occupait pas, j'insiste sur ce fait, la fosse lombaire, elle venait de la région pancréatique, et laissait entre elle et le péritoine pariétal du flanc gauche des anses intestinales. Je disséquai la couverture péritonéale qui s'isola d'abord facilement ; arrivé au cours de cette dissection dans la région du pancréas, que bientôt je sentis rouler entre mes doigts, je ne pus poursuivre ce travail de décollement et à un moment donné je dus tailler à pleins ciseaux. Immédiatement hémorragie notable en nappe et nécessité d'aller vite. Enfin la poche fut extirpée, et un tamponnement, puis une suture firent l'hémostase de la tranche pancréatique cruentée. Tout ceci s'étant passé dans l'intérieur de la couverture péritonéale, de sorte que rien n'avait pu couler dans la cavité du grand péritoine.

L'hémostase faite, j'explorai la poche et y trouvai deux cordons canaliculés : l'un était l'uretère, l'autre se dirigeait vers la ligne médiane. C'était un petit conduit ayant 3 millimètres de diamètre et une tunique assez épaisse. Il ne donnait issue à aucun liquide. J'y introduisis un stylet qui pénétra loin vers la ligne médiane et amena un jet de sang. Ce conduit était l'artère rénale, et j'avais ainsi cathétérisé l'aorte abdominale, ce qui n'est pas, je crois, une manœuvre courante.

La poche se ferma en un mois environ, sans qu'il y ait eu d'incidents. Les premiers jours, on avait eu l'oligurie, qui arrive après la néphrectomie. L'état général se releva rapidement et la malade, que j'ai revue ces jours-ci, est parfaitement guérie. L'examen histologique de la poche, pratiqué par M. Paviot, a révélé les caractères typiques d'une dilatation du bassinet.

Je désire insister sur quelques points de cette observation. L'âge de la malade est un peu anormal. Le développement intra-abdominal et non lombaire de l'hydronéphrose, les rapports qu'elle a contractés avec le pancréas rendirent le diagnostic impossible au chirurgien qui fit la première laparatomie. La nature du liquide sécrété ne nous avait jamais fait songer à son origine rénale.

Au point de vue opératoire, je veux bien faire remarquer la manœuvre qui consiste à fermer la fistule, de sorte qu'on opère en milieu aseptique au voisinage d'une cavité suppurante. Cette manière de faire a, depuis, fait l'objet d'une intéressante communication de M. A. Pollosson devant notre Société de chirurgie. Enfin, je veux insister en terminant sur l'état de l'artère rénale, très allongée, revenue sur elle-même et ne donnant pas de sang, ainsi que sur le cathétérisme assez curieux de l'aorte abdominale que j'ai pu pratiquer.

Je voudrais dire un mot de l'origine probable de cette hydronéphrose, mais je n'ai pu me faire à ce sujet aucune opinion. J'ajoute enfin que je n'ai vu à aucun moment la veine rénale. Je ne sais ce qu'elle est devenue.

OBSERVATION V

Opération de M. le médecin en chef de la marine PETIT., publiée par lui dans les
Archives de médecine navale, 1906.

**Pyonéphrose du rein droit, néphrostomie par voie transpéritonéale.
Mort le huitième mois de tuberculose généralisée.**

L... (Jean), premier maître de manœuvre, 39 ans et demi, entre à l'hôpital maritime de Brest, le 2 août 1905, pour « pyélite ».

C'est un homme d'aspect cachectique qui a déjà fait plusieurs séjours dans les hôpitaux de la Marine : mai à août 1904, hôpital de Toulon, cystite et épididymite suppurée du côté gauche; janvier à avril 1905, hôpital de Brest, cystite bien améliorée par les lavages de la vessie au nitrate d'argent, puis au protargol. Une seule blennorragie en 1891.

L'examen du ventre révèle dans le flanc droit la présence d'une tumeur arrondie s'étendant, dans le sens vertical, du foie jusque par le travers d'une ligne horizontale passant par l'ombilic et du flanc jusqu'à la ligne médiane; elle est douloureuse à la pression et rénitente. Si l'on ne connaissait le passé urinaire de ce malade, on porterait le diagnostic de migration abdominale d'un abcès du foie dont la tumeur a pour ainsi dire tous les caractères : continuité de la matité avec celle du foie, absence de douleurs à la pression dans la région lombaire; mais dans l'état actuel, il est permis de porter le diagnostic ferme de pyonéphrose du rein droit par voie ascendante. Et d'ailleurs, l'analyse des urines vient confirmer cette manière de voir.

Celles-ci, en effet, sont troubles, contiennent une notable quantité d'albumine (2 gr. 15 par litre) et le dépôt est exclusivement constitué par des globules de pus. Absence de cellules et de tubuli. Urée : 25 p. 1000.

Les épididymes sont tous deux indurés, surtout le droit qui n'a pas suppuré; la prostate est dure et marronnée.

Il nous a paru bon, avant d'opérer, de soumettre notre malade à un examen radioscopique et même à une épreuve radiographique; aucun des deux procédés n'a donné une indication bien nette.

Nous aurions également désiré savoir si le rein gauche était sain et si l'on pouvait enlever sans danger le rein droit malade; mais l'hôpital ne possédait pas encore à cette époque tout le matériel nécessaire à ce genre d'exploration, entre autres le diviseur des urines; aussi notre intention est-elle de nous borner à la néphrostomie, le malade étant d'ailleurs bien affaibli pour supporter d'emblée la néphrectomie. Plus tard, si l'état général s'améliore, peut-être en arriverons-nous là.

L'opération est décidée pour le 18 septembre; nous avons suivi en tous points la technique indiquée par P. Duval. Le Dʳ Corolleur, médecin de 2ᵉ classe du service, nous a servi d'aide.

Incision de 12 centimètres environ, analogue à celle de Jalaguier dans l'appendicite, sur le bord externe du muscle droit, comprenant successivement la peau et le feuillet externe de la gaine du droit, puis le feuillet postérieur et enfin le péritoine antérieur, dont les lèvres sont séparées.

Dès l'ouverture du péritoine, on voit bomber une tumeur arrondie, du volume d'une tête de fœtus à terme; le doigt peut en faire le tour et constate nettement qu'elle ne fait pas corps avec le foie, dont il sent le bord inférieur; une ponction exploratrice à la seringue de Pravaz ramène du pus.

Les lèvres du péritoine sont alors réunies par une suture en bourse aux parois de la tumeur; celle-ci est incisée et donne issue à une grande quantité de pus, qu'on peut évaluer à plus d'un litre. Ce pus est jaunâtre, avec beaucoup de grumeaux, et l'analyse bactériologique y décèle des bacilles de Koch.

Un drain plongeant est laissé à demeure et le ventre est fermé par une suture étagée.

Entre temps, l' • • ndice s'est montré dès l'ouverture du ventre, nous avons jugé bon le enlever.

Les suites opératoires ont été bonnes; le malade n'a jamais eu de fièvre et s'est levé le 2 octobre ; le drain a été retiré le 7 octobre. Pansement quotidien (injection d'eau oxygénée) ; l'albumine diminue graduellement ; malheureusement l'état général ne se relève pas. Le malade est épuisé par la suppuration de la fistule, qui semble cependant avoir beaucoup de tendance à s'obturer, et à aucun moment nous n'avons pu prendre la responsabilité de tenter la néphrectomie. Au bout de huit mois, après deux légères hématuries qui avaient leur source assurément dans le rein droit, car les pièces de pansement elles-mêmes ont conten.. un petit caillot, le malade a succombé (9 mai 1906).

OBSERVATION VI (résumée).

DELASSUS. *Journal des sciences médicales*, Lille, 1906, p. 313.

Mᵐᵉ D...., 25 ans, bien portante jusqu'en 1900, s'aperçoit que ses urines deviennent troubles. On diagnostique une salpingite. Au cours de l'intervention, on s'aperçoit qu'il s'agit d'une pyélonéphrite du rein gauche. L'intervention ne fut pas complète à cause de l'état de la malade.

De mars 1901 à juillet, état tour à tour bon et mauvais.

En juillet 1901, fièvre intense, une ponction du rein amène un demi-litre de pus. Guérison rapide.

Deux grossesses menées à terme en juillet 1902 et août 1903. Le 13 août 1903, fièvre intense. La malade est envoyée à Paris dans une maison de santé. Large incision du rein gauche, pus abondant, drain pendant un mois.

Au début d'octobre, un autre chirurgien, par une laparatomie latérale gauche, tente sans succès l'ablation du rein.

La malade se remet assez vite et vient habiter Lille.

Vers la fin de décembre, le Dʳ Delassus la voit pour la première fois avec le Dʳ Desfossés. Pas de mauvaise mine, pas d'amaigrissement, mais des crises de douleurs très vives et très répétées, avec fièvre, frissons, urines extrêmement chargées de pus, odorantes. La région rénale, la fosse iliaque sont occupées par une masse volumineuse, lisse, se prolongeant jusqu'au détroit supérieur, plongeant même dans la partie supérieure de l'excavation, peu douloureuse à la pression. Donc « pyonéphrose avec hypertrophie et dilatation du rein ». La famille mise au courant, l'intervention est décidée.

On fait une longue incision partant de la dernière côte et descendant jusque bien au-dessous de la crête iliaque, qu'elle suit d'assez près.

En raison de la longue inflammation des tissus et des interventions antérieures, la région anatomique du rein est bouleversée par des adhérences, de l'induration, l'absence des plans de clivage anatomiques.

« Après une heure d'efforts et après avoir morcelé, fragmenté le rein, je trouve l'état de l'opérée assez grave pour ne pas aller plus loin. Je laisse le pôle supérieur et le pôle inférieur qui est à proprement parler pelvien. Il semble que la moitié externe du rein est enlevée. J'espère que cette large brèche bien drainée, bien tamponnée, avec une large ouverture à la peau va permettre l'évacuation du pus au dehors et soulagera à tout le moins la malade. Celle-ci se remit au total facilement de ce choc grave, mais après trois mois de pansements, de lavages nous devions constater que le résultat était insuffisant ».

Un nouvelle intervention est pratiquée ; ce qui reste des deux pôles est aussi complètement enlevé que possible, hémorragie abondante, injection de sérum intraveineuse, déchirure de l'iliaque externe dont on ne peut pratiquer la ligature, étanchéité par forcipressure, tamponnement serré de la poche, suture à un seul étage. Pouls fémoral non perceptible, injection de sérum.

La malade se remit rapidement ; deux mois après, la cicatrisation fut complète.

Tout alla fort bien jusqu'en novembre 1905, époque à laquelle se déclara une péritonite. La laparatomie fut pratiquée, il s'écoula deux litres et demi d'un pus louable, crémeux. Drains qui ne furent enlevés qu'en mars 1906. L'état général est bon.

Dans le pli de l'aine gauche, à la partie inférieure de l'incision, une petite fistule, communiquant certainement avec le pôle inférieur du rein incomplètement enlevé, donne un peu de liquide.

OBSERVATION VII (inédite).

Due à l'obligeance de M. le D^r agrégé BÉGOUIN.

Hydronéphrose fistulisée à la paroi abdominale antérieure. Laparatomie.
Guérison.

Jean D..., 31 ans, papetier, entré le 21 mars 1911, salle 11, lit 16.
Sorti le 7 mai par guérison.

A l'âge de 21 ans, pendant sa période de service militaire, cet
homme qui, dans sa jeunesse, avait bu de grandes quantités d'eau,
ressentit pendant l'exercice une gène douloureuse au niveau de
l'hypocondre droit.

Le malade avait une sensation de grosseur à ce niveau, avec douleur s'irradiant vers l'épaule droite. Pas d'épistaxis, pas de vomissements, pas de diarrhée.

Aucune poussée fébrile ne survint, pas de céphalée. Anorexie avec
dégoût des graisses. Digestion pénible.

S'étant présenté à la visite, il fut envoyé à l'hôpital d'Angoulême
pour « kyste hydatique du foie ».

Il y subit l'opération de Lindermann-Landau, resta douze jours
au lit. Le liquide retiré présentait une coloration ambrée et une odeur
ammoniacale.

Il sortit au bout de dix-huit mois, ayant rempli le rôle d'infirmier
pendant ce temps-là.

Le malade se sentait très amélioré. Seule la persistance d'un écoulement clair (eau de roche) au niveau de l'abouchement du kyste à la
peau l'empêchait de prononcer les mots de complète guérison.

Muni d'un bandage de corps et d'un pansement, il reprit son service.

Le malade travailla jusqu'à maintenant et c'est sans aucun motif
de gène douloureuse ou de troubles quelconque qu'il demanda à être
débarrassé de sa poche kystique, mais uniquement dans le but de tarir
cet écoulement ennuyeux.

Il n'a jamais eu de troubles urinaires.

Le père mor. à 60 ans était éthylique. Sa mère, deux frères et deux sœurs sont bien portants.

Examen. — L'état général est bon.

Localement, le pansement enlevé, on constate l'écoulement d'un liquide jaunâtre à odeur *sui generis* paraissant être de l'urine.

Les bords de la plaie présentent un érythème occasionné et entretenu par l'écoulement urinaire. Par l'exploration avec le doigt, on s'enfonce nettement dans la direction du rein droit.

L'autre rein paraît normal.

A la percussion et à la palpation, le foie ne semble pas augmenté de volume. L'examen cystoscopique, pratiqué par M. le Dʳ Ferron, permet de constater l'éjaculation uretérale à gauche. Pas de suintement urinaire à droite. Le cathétérisme de l'uretère tenté de ce côté est négatif, la sonde uretérale parvint seulement jusqu'au bassinet. L'analyse du liquide écoulé décèle son origine rénale (1).

L'épreuve des deux heures d'Albarran donna un résultat très concluant.

Opération. - Lorsqu'on a vu l'urine trouble, on a craint l'infection et on a essayé d'enlever le rein par derrière afin de tarir ainsi la sécrétion. On n'a point trouvé le rein. Revenant alors en avant, on a fait une incision de 22 centimètres circonscrivant la fistule dans une ellipse à la façon d'une omphalectomie. Après avoir introduit une compresse pour éviter l'écoulement de l'urine, on ferme les bords. Alors conduite exacte de l'omphalectomie; le gros intestin cravate en bas et en dehors le sac à fistule qui a pu être isolé facilement et alors il reste appendu un morceau de peau à un sac graisseux dans lequel on reconnait du tissu rénal formant le fond de la poche. Ablation avec le rein d'une partie de la graisse circonvoisine, de la capsule adipeuse sans difficultés particulières. On évita l'uretère. Aucune goutte d'urine ne s'écoula, aussi finit-on pas une fermeture complète sans drainage. Un drain ayant été placé dans la loge postérieure, le péritoine est entièrement reconstitué en dehors en bas de la poche

---

(1) Les recherches faites pour nous procurer le résultat de ces analyses ainsi que le résultat de l'épreuve des deux heures d'Albarran ont été vaines, les feuilles ayant été égarées.

Michaud   5

sous le rebord des fausses côtes. En somme, l'excès de prudence n'a servi qu'à faire une incision lombaire inutile. La poche d'hydroné-phrose était très isolable et nullement adhérente à l'intestin complè-tement libre.

OBSERVATION VIII (inédite).

Due à l'obligeance de M. le professeur POUSSON.

Alfred J..., 37 ans, menuisier, entre à l'hôpital du Tondu le 20 octo-bre 1909, pour une fistule pyo-urinaire antérieure, consécutive à une tentative d'extirpation d'un volumineux néoplasme du rein droit par la voie transpéritonéale, faite il y a sept mois par un chirurgien général. Les adhérences de la tumeur ayant empêché son ablation, l'opérateur dut se résoudre, pour remédier aux accidents de pyoné-phrose avec distension compliquant le néoplasme, à pratiquer une pyélostomie antérieure. Sous l'influence de cette intervention, les phénomènes de septicémie que présentait le malade s'amendèrent ; l'appétit revint, l'état général se releva, mais le malade ne pouvant plus supporter les ennuis de l'écoulement d'urine et de pus par la fistule entre dans le service pour qu'on lui pratique la néphrectomie.

Etat général excellent. Au niveau de l'hypocondre, un peu au-dessus de la ligne ombilicale et à 5 ou 6 centimètres de la ligne médiane, en dehors du bord externe du muscle droit, il existe un orifice légèrement enfoncé, à bords cutanéo-muqueux, mesurant environ 1 centimètre de diamètre : les téguments qui l'entourent sont rouges, irrités, exulcérés superficiellement par le contact de l'urine et du pus. Il s'en écoule, en effet, d'une façon continue une assez grande quantité de liquide qui oblige à changer trois ou quatre fois par jour le pansement. En palpant attentivement la paroi abdominale autour de la fistule, on se rend compte que cette paroi adhère pro-fondément à une tumeur qui remplit tout l'hypocondre, s'étend en arrière jusqu'à la fosse lombaire et est incontestablement constituée par le rein dégénéré.

Malgré l'écoulement d'une partie des urines par la fistule, la quan-tité émise par jour par l'urèthre oscille dans les limites physiologiques entre 1.200 et 1.500 cc.; cependant, parfois elle s'abaisse à 800 cc. Leur analyse globale faite le 21 novembre donne :

			par lit.
Volume. . . . . 250 cc.		Urée	18 gr.
Densité. 1,019		Chlorure de sodium	11 60
Réaction : hyperacide.		Ac. pho-ph. total.	1 50
Aspect : jaune légèrement louche.		Albumine.	0 95

Dépôt : Nombreux leucocytes avec quelques hématies. Pas de microbes.

L'examen des urines séparées donne :

REIN DROIT		par lit.	REIN GAUCHE		par lit.
Volume. . . . . 4 cc. 5			Volume . . . . 18 cc.		
Urée		7 30	Urée		11 4
Chlorure de sodium		10 80	Chlorure de sodium		12 80
Ac. phosph. total			Ac. phosph. total.		0 70
Albumine (grande quantité).			Albumine (grande quantité)		

Dépôt : Des deux côtés, très grande quantité d'hématies avec d'assez nombreux leucocytes, pour la plupart polynucléaires.

Opération. — Le 27 novembre, le malade ayant été chloroformé, la paroi lombaire est incisée obliquement de l'angle costo-lombaire à l'épine iliaque supéro-postérieure, l'incision passant à 2 centimètres au-dessus de cette épine. Le rein apparaît volumineux, bosselé, sans périnéphrite adhésive, de sorte qu'il est facile de le séparer des parois de sa loge au niveau de son bord externe et de sa face postérieure; mais en avant, autour de la fistule, s'ouvrant à la paroi abdominale, il est fortement soudé aux plans sus-jacents. Pour pouvoir disséquer ces adhérences sans danger d'ouvrir par inadvertance le péritoine et de blesser l'intestin et les autres organes voisins, la paroi abdominale est incisée transversalement, cette ligne d'incision passant par le milieu de l'orifice de la fistule et se terminant sur le bord externe du muscle droit. Dès lors, en s'aidant des doigts et du dos du bistouri, on décolle la paroi abdominale du rein et du bassinet. Le péritoine, ayant été ouvert au cours de ces manœuvres, est immédiatement suturé par un surjet au catgut. Le rein, libéré de toutes ses adhérences, est enlevé après ligature des vaisseaux et de l'uretère, suivant la technique ordinaire. Gros drains dans la plaie, surtout par son angle supérieur et suture par plans des incisions obliques et transversales.

Les suites de l'opération furent simples. La paroi abdominale se réunit par première intention, mais la loge lombaire suppura pendant trois semaines.

Un mois après l'opération, le malade rentrait chez lui. Pendant trois mois, sa santé se maintint bonne, mais, au bout de ce temps, il commença à perdre l'appétit, à maigrir et à s'affaiblir. Il mourut de cachexie cancéreuse au commencement de septembre 1910.

CHAPITRE V

Traitement.

L'étude détaillée des fistules transpéritonéales que nous venons de faire n'a qu'un but, celui de nous conduire à ce dernier chapitre. Pour nous, en effet, le problème qui s'est posé au début de cette étude est celui-ci : « Quelle conduite tenir en présence d'une fistule rénale transpéritonéale? ».

Nous avons longuement insisté, dans un de nos précédents chapitres, sur la formation de ces fistules; nous y avons vu qu'elles étaient des fistules uro-purulentes; que les chirurgiens qui avaient pratiqué une première intervention n'avaient employé la voie antérieure que parce qu'elle seule, dans ces cas bien déterminés, semblait devoir leur donner un résultat; que dans toutes nos observations les raisons qu'Albarran donne de ce choix existaient entières : volume excessif de la tumeur, son contact plus ou moins direct avec la paroi antérieure, plus grand jour pendant l'intervention, tumeur rénale, enfin erreur de diagnostic pouvant permettre de penser à une affection d'un autre organe.

Malheureusement ils n'eurent pas la chance, dans ces cas parfois quasi-désespérés, de voir leurs efforts couronnés de succès; quelques-uns ne purent pratiquer une nouvelle intervention, d'autres n'en eurent pas l'audace, d'autres enfin le firent, et par des voies différentes.

Eh bien! ce que nous voudrions essayer de discuter ici, c'est la conduite la plus générale à tenir lorsqu'on se décide à une nouvelle intervention, à laquelle le porteur de fistule nous convie.

Dans son travail si complet, Pouquet nous indique les diffé-rents procédés pour tarir ces fistules.

Pour lui, le premier problème à résoudre est la perméabilité de l'uretère. Il va de soi que l'état du rein a été apprécié anté-rieurement aussi parfaitement que possible et qu'on ne s'inquiète de l'état de l'uretère que si l'on peut s'adresser à une opération aussi conservatrice que possible, ce qui est le cas dans bon nombre de fistules lombaires.

L'uretère est-il perméable? On doit s'assurer que, par elle-même, la fistule ne présente pas une cause de persistance, que son origine n'est pas extra-rénale. Si elle est reconnue parfai-tement rénale, il faut supposer ou que l'uretère n'est pas suffi-samment perméable, ou que, pour une raison quelconque, il y a stagnation de l'urine dans une poche urineuse quelconque empêchant l'uretère de remplir complètement son rôle fonc-tionnel. Dans ce cas, Pouquet conseille le cathétérisme urétéral et la sonde uretérale à demeure. On fait ainsi une dilatation analogue au cathétérisme de l'urèthre. Au bout d'un certain temps, on voit la fistule se tarir et s'oblitérer.

Si l'uretère n'est pas perméable? On doit se renseigner le plus exactement possible sur la cause de cette imperméabilité, sur sa situation, sa nature, et par tous les moyens possibles rétablir le cours de l'urine en sectionnant l'éperon s'il y en a un, en pratiquant l'anastomose latérale, en faisant l'uretéro-pyélos-tomie. Plus bas, on doit tenter les opérations qui élargissent le calibre du canal, enfin on peut être conduit à pratiquer la résection de l'uretère.

Nous ne citerons que pour mémoire le curetage du trajet fistuleux, qui rarement supprime la cause de la suppuration.

Devons-nous attacher plus de foi à la néphrotomie secondaire? Cette opération nous semble actuellement jugée.

Ou en effet le rein est suffisamment sain, et l'une des opéra-tions citées antérieurement suffira à tarir la fistule, ou il est profondément altéré.

La persistance de toute fistule vient en effet à la suite d'intervention que nous pouvons en quelque sorte assimiler, comme dégâts, à une néphrotomie. Or, la persistance du trajet fistuleux montre bien que la première intervention a été incomplète. La deuxième, pratiquée dans un but conservateur, risquerait de voir se renouveler les premiers ennuis.

Si nous avons cité le travail de Pousquet, c'est, en effet, beaucoup pour être complet. Nous savons, en effet, que la voie transpéritonéale n'a été employée qu'avec des indications très nettes, que parce que le chirurgien savait avoir affaire à une opération longue demandant beaucoup de jour pour être complète. C'est donc qu'il savait intervenir sur un rein très atteint, déformé, augmenté de volume, ayant changé de place, toutes choses qui ne pouvaient donner espoir de le conserver. Le plus souvent, le chirurgien savait qu'il faudrait en venir à la néphrectomie, souvent même il l'a tentée d'emblée. Il y a donc peu de probabilité pour que le rétablissement du cours normal des urines suffise à tarir nos fistules.

En présence d'une fistule transpéritonéale, lorsqu'on s'est assuré du bon fonctionnement de l'autre rein, et de l'imperméabilité de l'uretère du rein malade ou de l'insuffisance fonctionnelle complète du même rein, il n'y a donc qu'une façon d'intervenir pour obtenir la guérison : la néphrectomie.

Reste à discuter la voie que l'on suivra pour cette néphrectomie. Trois types d'opérations s'offrent, en effet, à notre choix :

1° La voie lombaire.
2° La voie para-péritonéale.
3° La voie transpéritonéale.

Nous nous permettons d'éliminer, dès maintenant, la seconde. Si cette voie peut être utilisable dans une néphrectomie primitive, nous ne croyons pas qu'il soit possible de l'utiliser dans une intervention du genre de celles où nous sommes conduits. Restent la voie lombaire et la voie transpéritonéale.

Ici la discussion peut être plus ardue entre les partisans de ces deux voies. Dans une de nos observations, nous voyons le professeur Pousson pratiquer l'ablation du rein par la voie lombaire alors que le chirurgien général qui l'avait tentée par la voie antérieure n'y avait pu arriver. Les avantages de cette voie sont bien connus dans les néphrectomies courantes.

Minimum de dangers d'infection, shock opératoire minime, plus grande facilité pour les interventions conservatrices sur le rein, opération plus facile et ici ce fut bien le cas, danger moindre d'hémorragies.

Mais du fait même que la fistule que l'on veut tarir traverse toute cette cavité péritonéale à laquelle on veut éviter de toucher, beaucoup de ses avantages disparaissent. De plus, on ne peut aller jusqu'à la paroi antérieure par cette voie. Le docteur Pousson fit en quelque sorte une opération éclectique, et il fut conduit à faire presque une transpéritonéale latéro-postérieure. Le seul avantage qu'il en retira, et ce fut là probablement la raison qui, dans un cas bien déterminé, le fit intervenir par la voie lombaire, c'est qu'il avait la certitude d'enlever ainsi le rein.

N'accordant donc à la voie lombaire que quelques cas déterminés, il nous semble que, dans la plupart des cas, on doit, dans une intervention pour fistule rénale transpéritonéale, aborder le rein par la voie antérieure.

1° On est sûr ainsi d'enlever complètement le trajet fistuleux.

2° Le rein a une tendance à être attiré en avant par les tissus de cicatrisation antérieurs.

3° On court une plus grande chance d'opérer en milieu aseptique.

Technique opératoire. — La technique opératoire à suivre nous est en quelque sorte fixée par les auteurs classiques, il ne reste qu'une petite modification à apporter dans le cas particulier d'hydronéphroses fistulisées et sur lequel nous insisterons.

Terrier fut le premier à décrire le mode d'intervention sur le rein par la face antérieure, le procédé est trop connu pour que nous le décrivions ici.

M. Condamin (de Lyon) y apporte une première modification

en conseillant, sitôt le péritoine rénal décollé, de le fixer au pariétal antérieur par des pinces à forcipressure. A peu près à la même époque, M. Villard (de Lyon) apportait une modification du même genre en conseillant de suturer au catgut les bords de ce feuillet postérieur aux aponévroses de l'abdomen. Une critique est à faire avec Albarran à ce procédé, c'est que dans les cas de tumeur il oblige à inciser sur une trop grande hauteur le péritoine postérieur. Bon dans les opérations septiques, il est à déconseiller dans les opérations aseptiques, et dans ce cas nous préférerions le procédé moins définitif de Condamin.

Quoi qu'il en soit, ces trois procédés, en quelque sorte semblables, vont nous fournir notre procédé opératoire.

Le but à atteindre est d'enlever aussi parfaitement que possible le trajet fistuleux. Avec Boccard, Durand et Bégouin, nous ferons donc une double incision en fuseau, verticale, embrassant l'orifice de la fistule; aussitôt arrivé au péritoine pariétal, nous le repérerons; puis, surtout dans le cas d'hydronéphrose, la conduite à tenir se trouve bien indiquée : réaliser autant que possible les conditions opératoires du procédé Condamin ou Villard. Pour cela, saisir dans des pinces à forcipressure l'orifice cutané de la fistule pour essayer de l'obturer; même nous pensons que l'obturer par un surjet au catgut serait de bonne pratique. Ensuite inciser le péritoine prérénal tout autour du col de la fistule ainsi tenu, réunir soit par un surjet, soit par des pinces, ce péritoine au péritoine antérieur et aux aponévroses; terminer comme dans les procédés précédents.

On réalise ainsi l'ablation de la tumeur aussi aseptiquement que possible et la susceptibilité péritonéale à l'infection se trouve à peu près complètement ménagée.

Telles sont, à notre sens, les indications opératoires fournies par notre étude. Quant au procédé suivi pour l'intervention, sans pouvoir être immuablement fixé, car les cas sont assez variés, nous attirerons l'attention sur ce fait que l'on doit tendre le plus possible vers l'opération aseptique.

CONCLUSIONS

Qu'il nous soit permis, avant de livrer ce travail à la lecture, de réunir ici en quelques lignes les réflexions que nous a suggérées cette étude.

Dès l'abord, nous avons pu constater que les fistules rénales transpéritonéales sont :

1° Des fistules post-opératoires ;

2° Que ces fistules n'ont aucune tendance à guérir par elles-mêmes ;

3° Que si elles ne mettent pas en danger la vie du malade, dans certains cas elles n'en sont pas moins une gêne et une infirmité dont le malade a le grand désir de se voir débarrassé :

4° Qu'il y a intérêt à ne pas laisser se produire de complications septiques probables ;

5° Qu'il importe de débarrasser le plus rapidement possible pour ces raisons le fistuleux de cette gêne ;

6° Qu'à notre avis, une seule opération, lorsqu'elle n'est pas contre-indiquée par l'état de l'autre rein, peut donner ce résultat, nous voulons parler de la néphrectomie ;

Nous estimons : 7° que cette opération, sauf contre-indication très nette, doit être tentée par la voie antérieure ;

8° Que, quelle que soit la technique opératoire suivie, si on intervient par cette voie, et c'est celle qui a le plus de tendance à ménager la susceptibilité du péritoine à l'invasion microbienne, on doit tendre de tous ses efforts à clore le milieu septique :

9° Dans ce cas, nous conseillons des procédés identiques à ceux employés par Boccard, Durand et Bégouin dans leurs interventions.

Heureux si nous avons pu, par ce modeste travail, jeter quelque lumière sur cette question assez peu étudiée de fistules rénales transpéritonéales.

INDEX BIBLIOGRAPHIQUE

ALBARRAN. — Art. *Fistules* in Le Dentu et Delbet, Tr. de chir., VIII,
p. 821.

— Médecine opératoire des voies urinaires Masson, édit. .

ALBERTIS. — Tumeur rénale très vasculaire. Ablation par la voie
abdominale. *Bull. Soc. chir.*, Lyon, 1908, p. 178.

BAZY. — De la néphrotomie précoce dans les pyonéphroses. C. R.
XII⁰ Congrès de chir., 1898, p. 56.

— Hydronéphrose. *Bull. et mém. Soc. chir.*, Paris, 1901, p. 323.

BERGMANN. — Néphrotomies. *Berl. Klin. Wochensch.*

BECLE (DE). — Annales Soc. Belge chir., X, n. 1, 1910.

BOCCARD. — Contribution à l'étude du traitement chirurgical de
l'hydronéphrose. Néphrectomie transpéritonéale avec isolement immédiat de la séreuse. Lyon, Thèse méd., 1896-97.

BRAATZ. — Zur nieren Extirpation. *Deutsche Zeitschr. f. chir.*, 1898,
p. 57.

BUREAU. — Du trait. chir. des pyonéphroses. Thèse Paris, 1890.

CONDAMIN. — Néphrectomie transpéritonéale avec isolement primitif
de la séreuse. *Prov. méd.*, 10 février 1891.

DAUBOIS. — De l'isolement immédiat de la cavité péritonéale dans la
néphrectomie abdominale. Marsupialisation anténéphrecto-
mique. Lyon, Thèse méd., 1896-97.

DELASSUS. — Laparatomie. *Journ. des Sc. méd.* Lille, 1906, p. 313.

DE SARD. — Le cathétérisme cystoscopique des uretères considéré
comme moyen de diagnostic. Thèse de Paris, 1906.

DRUCHERT. — Néphrectomie transpérit pour pyonéphrose calculeuse
ancienne. *Echo méd. Nord* Lille, 1901, p. 199.

Dujon. — 4 opérations sur le rein. Néphrectomie transpérit. Assoc
franç. de chir. Proc.-verb. Paris, 1901.

Durand. — Hydronéphrose gauche fistulisée dans l'hypochondre.
Ablation par laparatomie. Guérison. *Lyon méd.*, 1905, CV,
473.

Fabre. — Pyonéphrose calculeuse. *Echo méd. des Cévennes.* Nimes,
1900, X, p. 255.

Gardner. — Fistules rénales consécutives à la néphropexie. *Ann. des
mal. des org. gén.-ur.* Paris, 1905, p. 561.

Gosset. — Etude sur les pyonéphroses. Thèse Paris, 1900.

Hartmann. — Traitement des pyélites. *Gaz. des Hôp.*, 7 janv. 1888.

Holt. — Ligature of the rhenal vessels for the cure of persistant
uriney fistula. *Med. Record*, 22 juin 1907.

Kapsammer. — Uber Abfluss des Gesamten Harnen der Gesunden
Niere durch die Nephrotomie Hestel der Erkranken. *Zeitschr.
für Urol.* Berlin und Leipzig, 1908, p. 317.

Klotz (Joseph). — Contribution à l'étude des fistules rénales post-
opératoires. Nancy, thèse méd., 1901-02.

Laroscade. — De l'hydronéphrose dans les anomalies congénitales
du rein. Lyon, thèse méd., 1902-03.

Lavaux. — Leçons pratiques sur les maladies des voies génito-uri-
naires, III.

Leguec. — Formes communes de la tuberculore rénale. *Ann. des
mal. des org. gén.-urin.*, 1901, p. 653.

— Hydronéphroses. *Bull. Soc. chir.* Paris, 1901, XXX, p. 582.

Maire. — Un cas d'hydronéphrose de forme latente sans signes urinaires et simulant l'appendicite. *Lyon méd.*, 1909, p. 787.

Nicolaï. — Ligat. des vaisseaux du rein, Th. privat docent. Kiel,
1890.

Pexel. — Néphrectomie secondaire pour pyonéphrose. *Lyon méd.*,
1909, CXIII, p. 77.

Peyrot. — Hydronéphroses. *Bull. et mém. Soc. chir.* Paris, 1901.
XXX, p. 519.

Prim. — Pyonéphrose du rein droit. Néphrostomie par voie transpéritonéale. Mort le huitième mois de tuberculose généralisée. *Archives de méd. navale*, 1906, p. 97.

Poucet. — Les fistules rénales post-opératoires. Th. Paris, 1901.

Pousson. — Résultats opératoires et thérapeutiques de la néphrotomie. C. R., XIIe Congr. fr. de chir., 1898, p. 74.

Rayer. — Traité des maladies du rein, III, 1841.

Rollet. — Néphrectomie para-péritonéale. *Lyon méd.*, 1903, p. 610.

Rollis. — Fistules néphrocutanées. Th. Paris, 1889.

Tuffier. — Pyonéphroses et fistules rénales. *Sem. méd.*, 1889, p. 46.

Viannay. — Néphrectomie transpéritonéale. *Loire méd.* Saint-Etienne,
1909, p. 31.

Villard et Thévenet. — Hydronéphrose calculeuse s'accompagnant
d'ictère par compression et simulant une tumeur du pancréas. Néphrectomie transpéritonéale. *Lyon méd.*, 1909,
p. 27.

Weiss. — Th. et Février. C. R., XIIIe Congr. fr. de chir., 1899.

Wisternitz. — Transpéritonéal removal of large renal tumor. *Uro-
logie szemle.* Budapest, 1908, p. 61.

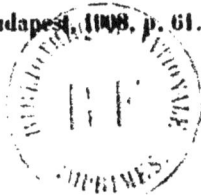

33 229. — Bordeaux, imprimerie Y. Cadoret, 17, rue Poquelin Molière.

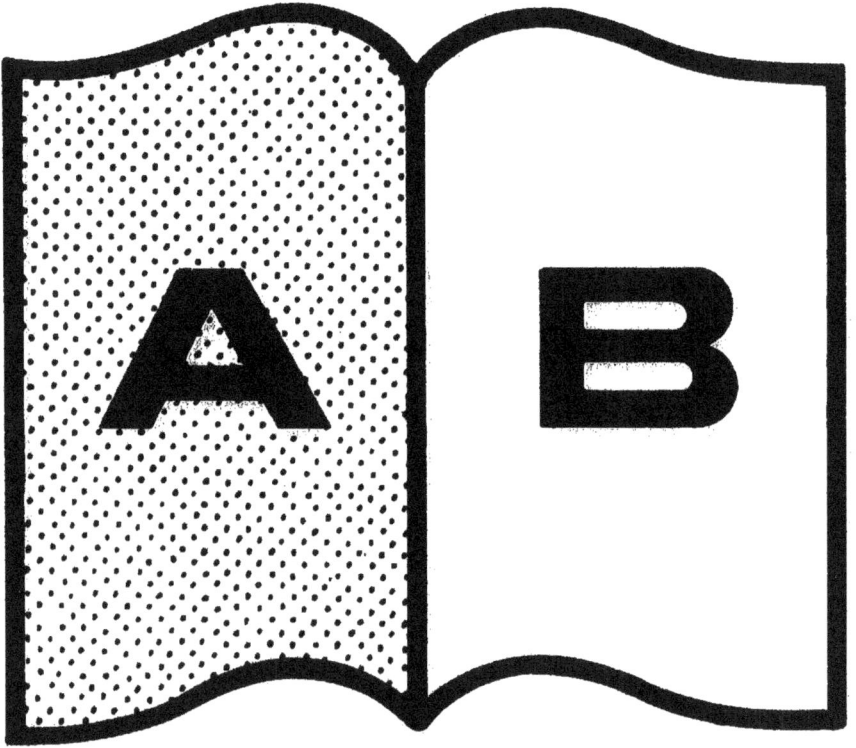

Contraste insuffisant

NF Z 43-120-14

www.ingramcontent.com/pod-product-compliance
Lightning Source LLC
Chambersburg PA
CBHW051839250925
PP17098700001B/3